よくわかる
分娩とその管理
改訂第2版

元　国立京都病院産婦人科部長
医学博士　清　水　　保

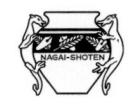

永井書店

改訂序

　本書が発行され4年が経過しました．

　この間，長年の課題として積み残されてきた妊娠中毒症の名称をはじめ定義などが諸外国なみに妊娠高血圧症候群（pregnancy in-duced hypertension：PIH）に変更されました．

　これを機会に，主として妊娠高血圧症候群に改訂を加えました．

　この機会を与えていただいた永井書店のご好意，さらに本書にご支援下さいました読者の皆様に厚く御礼申し上げます．

2009年3月吉日

清水　保

序

　長年にわたる臨床医としての勤務を定年退職するにあたり，過去30数年の期間を京都，大阪そして京都国立病院（現医療センターに改称）付属助産婦学校において担当してきた講義内容を取りまとめました．

　本書作成にあたり，学問の世界とかけ離れた一臨床医にして，身分不相応と幾度となくためらい中断もしてきました．また内容に関してご批判をいただく点も多々あるかと存じますが，ここに小冊子を永井書店のご尽力により，やっと世に送り出すことができました．

　これまでの道のりを振り返ると，医療機器の開発により種々の胎児情報が多く得られることにより，周産期医学の進歩は目覚ましいものがあります．

　しかし，反面多くの周産期医学の知識を習得する必要性から，また帝王切開率の増加なども反映して分娩自体に関する知識が乏しくなってきている傾向を年々感じてきました．

　この思いから産科学を学ぶ研修医，医学生そして助産師の人たちに少しでもお役に立てればとの動機から，本書を手がけることになりました．

　そしてできるだけわかりやすく理解していただくために多くの図を取り入れ，また極めてまれでありますが妊娠，分娩に関連し重篤な事態をきたし，緊急処置を必要とする合併疾患についても，平素から十分対応しえる知識を習得しておく必要を痛感しており，これらについても記述しました．

　もとより浅学非才の身にして，多くの先人達の著書を参考引用させていただきましたことを本紙面にて深く感謝申し上げます．

　また約40年の期間において産婦人科医として私を支えてくださいました，各施設の医療関係の皆様方に心より厚く御礼申し上げます．

2004年10月吉日　古希を迎えて

　　　　　　　　　　　　　　　　　　　　　　　　　　　　　　清水　保

目　次

1　産　　　道 ･････････････････････････････････････ 1

1. 骨　産　道 ････････････････････････････････････ 1
    1) 骨盤と骨盤を形成する骨　　2) 骨盤腔内の区分
    3) 骨盤腔内諸前後径線の長さ　4) 骨盤の角度
    5) 骨盤型の分類　　　　　　　6) 骨盤軸と児頭下降度の表示方法
    7) X線による骨盤計測法　　　8) 狭骨盤　　　9) CPD
2. 軟　産　道 ････････････････････････････････････ 12
    1) 妊娠による子宮頸部の変化　2) 分娩時の子宮頸部の変化
    3) 子宮頸管の妊娠性変化　　　4) 骨盤底部筋肉

2　陣　　　痛 ･････････････････････････････････････ 16

1. 陣痛の種類 ･････････････････････････････････････ 16
    1) 妊娠時の陣痛　　2) 前駆陣痛　　3) 分娩陣痛
2. 陣痛の性状 ･････････････････････････････････････ 16
3. 子宮筋の走行 ･･･････････････････････････････････ 16
4. 陣痛の捉え方と持続時間 ･････････････････････････ 18
5. 子宮収縮の発来と伝播 ･･･････････････････････････ 18
6. 子宮収縮の種類 ･････････････････････････････････ 19
    1) 収　縮　　2) 退　縮
7. 子宮収縮，陣痛の機能 ･･･････････････････････････ 19
    1) 正常な子宮収縮　　2) 有効な陣痛　　3) 陣痛エネルギー

3　胎　　　児 ･････････････････････････････････････ 22

1. 子宮内の胎児の位置関係 ･････････････････････････ 22
    1) 胎　位　　2) 胎　向　　3) 胎　勢
2. 児頭の名称と諸径線 ･････････････････････････････ 22
3. 分娩時子宮内胎児姿勢の変化 ･････････････････････ 23
4. 第1回旋と軸進入 ･･･････････････････････････････ 23
    1) 第1回旋　　2) 軸進入

目 次

  5．第 2 回旋 ……………………………………………………………… 26
  6．第 3 回旋 ……………………………………………………………… 27
  7．第 4 回旋 ……………………………………………………………… 28
  正常分娩経過中の胎勢・胎向変化のまとめ

4　反屈位（第1回旋異常）分娩 …………………………………… 29

  1．頭　頂　位 …………………………………………………………… 33
  2．前　頭　位 …………………………………………………………… 34
   1）第 2 回旋　　2）分娩経過
  3．額　　　位 …………………………………………………………… 35
  4．顔　面　位 …………………………………………………………… 36
   1）分娩経過　　　2）頤部前方顔位の児頭娩出
   3）頤部後方顔位　4）娩出児

5　第 2 回旋異常分娩 ………………………………………………… 38

  1．後方後頭位 …………………………………………………………… 38
   1）遷延分娩となる理由　2）後方後頭位の分娩経過
  2．高在縦定位 …………………………………………………………… 40
   1）後頭前方高在縦定位　2）後頭後方高在縦定位
  3．低在横定位 …………………………………………………………… 41

6　軸進入の異常 ……………………………………………………… 42

  1．前頭頂骨進入と定位 ………………………………………………… 42
  2．後頭頂骨進入と定位 ………………………………………………… 42

7　骨　盤　位 ………………………………………………………… 43

  1．頻　　　度 …………………………………………………………… 43
  2．骨盤位の種類とその頻度 …………………………………………… 43
  3．骨盤位の成立 ………………………………………………………… 44
  4．骨盤位の診断 ………………………………………………………… 44
  5．骨盤位と頭位分娩との大きな相違点 ……………………………… 44
  6．骨盤位分娩の取り扱い方 …………………………………………… 45
  7．骨盤位分娩における児への影響 …………………………………… 45
   1）低酸素症，仮死率が高い　2）頭蓋内出血の多発
   3）臍帯下垂，臍帯脱出　4）分娩時骨折　5）分娩麻痺
  8．経腟か帝切分娩か …………………………………………………… 46

8 分娩進行の捉え方と記録 ・・・ 47

1. 分娩経過表 ・・ 47
2. フリードマン曲線 ・・・ 47
   1) 潜伏期   2) 活動期   3) 減速期
3. 先進部下降度の表示 ・・・・・・・・・・・・・・・・・・・・・・・・・・・・・・・・・・・・・・ 50
4. Bishop score ・・ 50
5. 骨盤内における位置の表示 ・・・・・・・・・・・・・・・・・・・・・・・・・・・・・・・ 50
6. 骨盤腔内の児頭位置 ・・・・・・・・・・・・・・・・・・・・・・・・・・・・・・・・・・・・・・ 51

9 分娩監視装置 ・・ 53

1. 胎児心拍数図の基本事項 ・・・・・・・・・・・・・・・・・・・・・・・・・・・・・・・・・ 53
2. 一過性頻脈 ・・・ 55
3. 一過性徐脈 ・・・ 55
   1) 早発一過性徐脈   2) 遅発一過性徐脈   3) 変動一過性徐脈
4. 正弦波様波型 ・・・ 60
5. 頻　　脈 ・・ 61
6. 徐　　脈 ・・ 61

10 妊娠高血圧症候群 ・・・ 62

1. 名称・定義 ・・・ 62
2. 病型分類 ・・ 62
   1) 妊娠高血圧腎症   2) 妊娠高血圧   3) 加重型妊娠高血圧腎症
3. 病　　因 ・・ 64
   1) 血液凝固異常   2) エンドセリン   3) PG系
   4) 胎盤形成異常   5) アンギオテンシン
4. 子　　癇 ・・ 66
5. 治　　療 ・・ 68
   1) 食事療法   2) 薬物療法
6. ターミネーション適応基準 ・・・・・・・・・・・・・・・・・・・・・・・・・・・・・・・ 70
   1) 母体側因子   2) 胎児側因子

11 常位胎盤早期剥離 ・・ 71

1. 病　　因 ・・ 71
2. 病　　態 ・・ 72
   1) DICの発症   2) 胎児への影響

目　次

　　3．発症頻度 ･･ 72
　　4．診　　断 ･･ 72
　　　　1）症　状　　2）検査所見
　　5．治　　療 ･･ 74
　　　　1）児娩出　　2）抗ショック療法　　3）抗DIC療法　　4）分娩後の管理

12　HELLP症候群 ･･ 75

　　1．病　　態 ･･ 75
　　2．症　　状 ･･ 75
　　3．検査所見 ･･ 75
　　4．治　　療 ･･ 76

13　羊水栓塞症 ･･ 77

　　1．原　　因 ･･ 77
　　2．頻　　度 ･･ 77
　　3．病　　態 ･･ 77
　　4．症状，経過 ･･ 77
　　　　1）急性ショック期　　2）出血傾向期　　3）乏尿期
　　5．診　　断 ･･ 78
　　　　1）確定診断　　2）臨床的羊水塞栓症　　3）血清学的補助診断法
　　6．予　　後 ･･ 78
　　7．治　　療 ･･ 78
　　　　1）抗ショック療法　　2）補充療法　　3）ヘパリン療法　　4）抗線溶療法

14　DIC理解のための止血凝固機構 ･･････････････････････････････ 80

　　1．凝固因子 ･･ 80
　　2．凝固因子による凝固機序 ･･････････････････････････････････････ 81
　　　　1）外因系凝固　　2）内因系凝固　　3）X因子活性化以降の経路
　　　　4）血小板関与の止血　　5）フィブリノーゲンの止血への関与
　　　　6）止血，凝固系の検査

15　DIC理解のための線溶現象 ･･････････････････････････････････ 84

　　1．繊維素溶解現象 ･･ 84
　　　　1）1次繊維素溶解現象　　2）2次繊維素溶解現象
　　2．生理的凝固抑制機構 ･･ 85
　　　　1）プロテインC　　2）アンチトロンビンIII

目 次

16 産科DIC ... 87

1. 原因と基礎疾患 ... 87
2. 病態 ... 87
   1) 凝固系因子の消費性低下　2) 線溶系の消費性低下
   3) 血小板の消費性低下
3. 産科DICの診断 ... 88
   1) 基礎疾患からの診断　2) 臨床症状からの診断
   3) 検査所見からの診断
4. 産科DICの治療 ... 89
   1) 基礎疾患の早期排除　2) ヘパリン療法　3) 補充療法
   4) 酵素阻害療法　5) その他の療法

17 胎児well being 検査 ... 93

1. 羊水量からの胎児情報 ... 93
   1) 羊水量の測定　2) 羊水過少と胎児機能　3) 羊水過多
2. NST(non stress test) ... 95
3. biophysical profile score(BPS) ... 96
4. 胎動カウント法 ... 96
5. 超音波ドップラー法による評価 ... 97
6. 子宮内胎児発育遅延(IUGR) ... 97
   1) 胎児発育の用語と定義　2) IUGRのタイプ

18 産科手術 ... 99

1. 会陰切開 ... 99
   1) 適応　2) 種類
2. 吸引分娩 ... 100
   1) 適応　2) 操作条件　3) カップの離脱　4) 合併症
   5) 吸引と鉗子の比較
3. 帝王切開 ... 102
   1) 適応　2) 術式　3) 帝王切開頻度
   4) 手術時の注意留意事項　5) 帝王切開後の次回分娩
4. 骨盤位牽引術 ... 104
   1) 臍部までの牽引娩出術　2) 肩甲上肢の解出術
   3) 後続児頭牽引術

1 産　道

産道：分娩時娩出物が通過する経路

産　道 ┬ 外側（固定）：骨産道＝骨盤
　　　 └ 内側（伸展）：軟産道＝子宮頸部，腟，会陰

骨産道　　　　　骨産道──── 固定
軟産道　　　　　軟産道──── 伸展性を有する

1. 骨 産 道

1）骨盤と骨盤を形成する骨（図1，2）

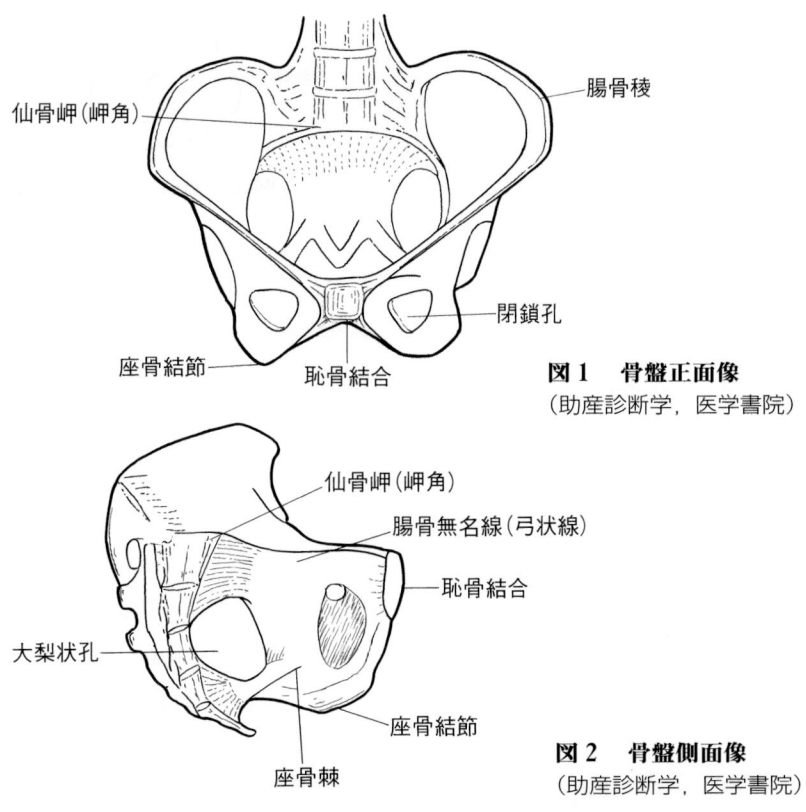

図1　骨盤正面像
（助産診断学，医学書院）

図2　骨盤側面像
（助産診断学，医学書院）

第1章 産　道

　仙骨，寛骨，尾骨の3つの骨より骨盤は形成される（**図3**）．
　骨盤は思春期頃より発育し，20歳頃に発育成長は最大となり，発育するにつれ縦卵円形から横卵円形へと形態が変化する．

　尾骨は4～5個の尾椎の融合で形成され，第3以下は小骨片である．
　尾骨椎の数は，3個：8.4%，4個：54.8%，5個：36.1%と差がある．

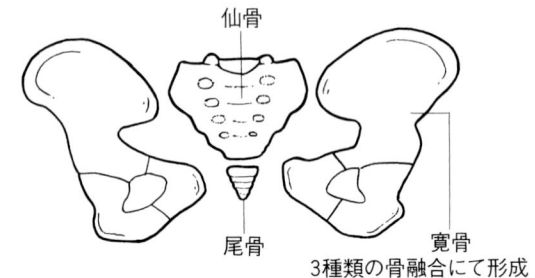

図3　骨盤を形成する骨

　当初は腸骨，恥骨，座骨の3つの骨が軟骨により結合されているが，16～17歳頃骨化融合し1つの骨，寛骨となる（**図4**）．

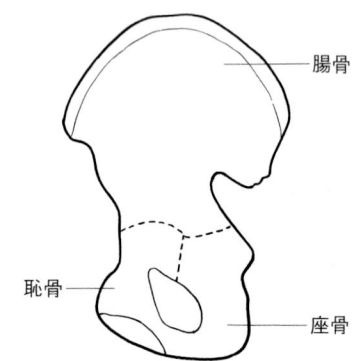

図4　寛骨を形成する骨

　腸骨無名（分境，弓状）線により小骨盤腔（下方）と大骨盤腔（上方）に区分され，骨で形成される骨盤腔の大きさは，前壁4～4.5cm，後壁10～12cmの長さである（**図5**）．

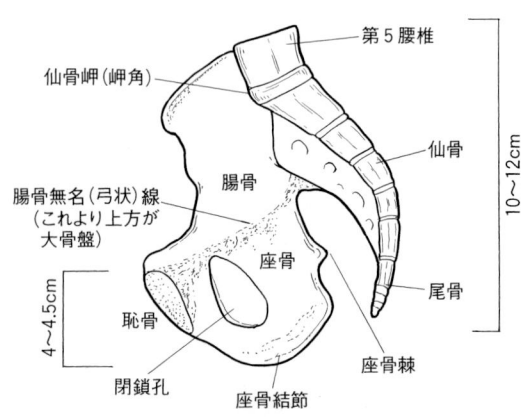

図5　骨盤腔内の名称

2）骨盤腔内の区分

不規則な骨盤腔に立体的な概念をもたせて4つの腔間に区分されるが，その区分境界点は，以下の部位である（図6）．

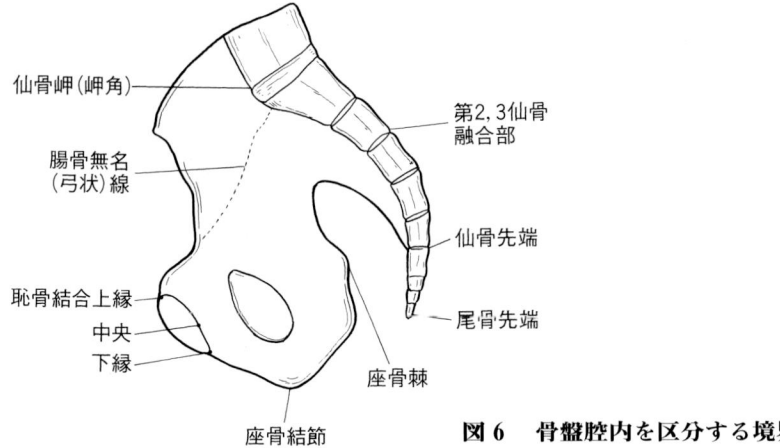

図6　骨盤腔内を区分する境界点

小骨盤腔は入口部，闊部，峡部，出口部の4つに区分される．

（1）入口部（図7）

上　面：恥骨結合上縁と岬角を結ぶ面（解剖学的真結合線）．

下　面：腸骨無名（弓状，分界）線の下縁を通り上面に平行な面．

★ 岬角となる部位は第1仙骨体上縁が83.5%，第5腰椎と第1仙椎の椎間板が14.8%の割合で個人差がある．

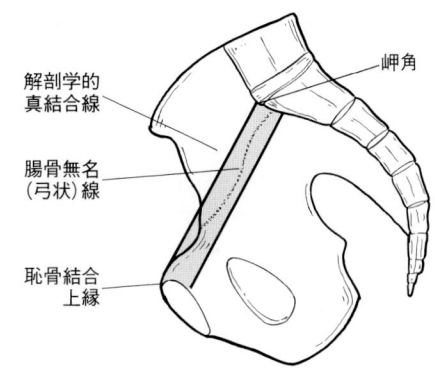

図7　骨盤入口部

（2）闊部（広い闊部を上腔と下腔の2つに区分）（図8）

上　面：解剖学的真結合線に平行な分界線下縁を通る面．

下　面：恥骨結合下縁と坐骨棘を結ぶ面．

★ 恥骨結合中央と第2・3仙骨融合部を結ぶ面で上腔と下腔に区分されている．

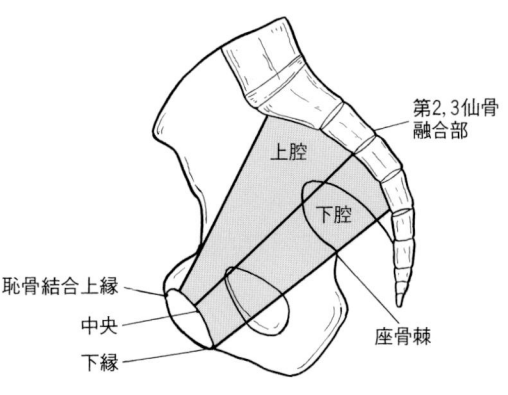

図8　骨盤闊部

第1章 産　道

(3) 峡　部（図9）
上　面：恥骨結合下縁と座骨棘を結ぶ面．
下　面：恥骨結合下縁と仙骨先端を結ぶ面．

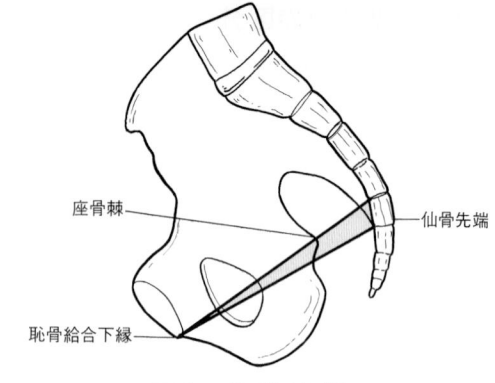

図9　骨盤峡部

(4) 出口部（図10）
上　面：恥骨結合下縁と仙骨先端を結ぶ面．
下　面：恥骨結合下縁と座骨結節，そして座骨結節と尾骨先端を結ぶ前面と後面の2面．
★ 下面は前面と後面に区分され同一平面ではなく，前後径と横径は同一平面にない．

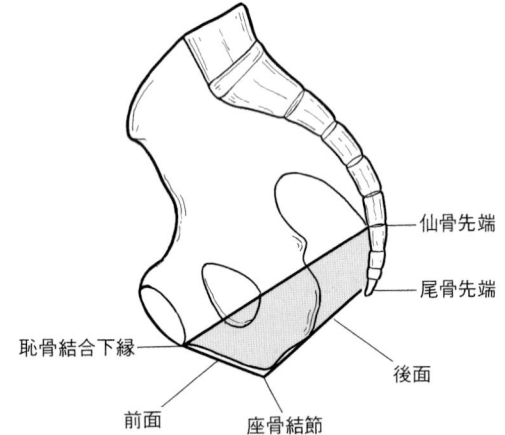

図10　骨盤出口部

3）骨盤腔内諸前後（縦）径線の長さ（図11，12）

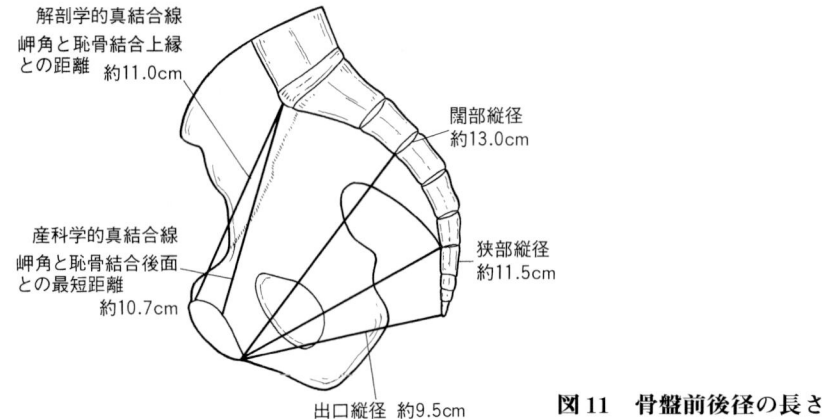

図11　骨盤前後径の長さ

解剖学的真結合線：岬角中央と恥骨結合上縁中央との距離．
産科学的真結合線：岬角中央と恥骨結合裏面との最短距離．正常骨盤ではこの前後径が最も短く，児頭の最大周囲径がこの部位を通過した場合，経腟分娩が可能となる．

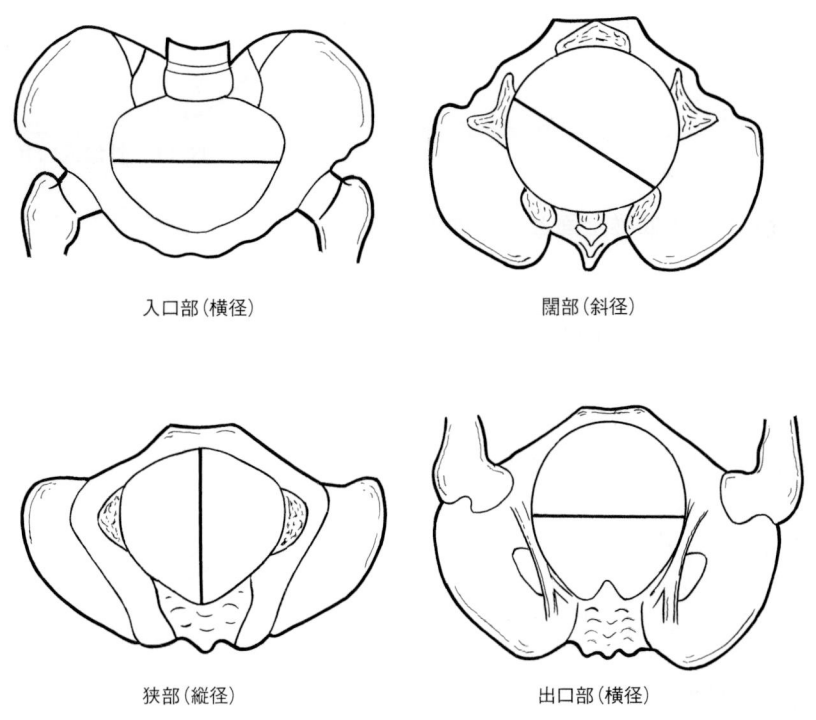

図12　骨盤諸腔内の最大径線

産道通過時，児頭の矢状縫合は各腔内の最大径線に一致して下降する（第2回旋）．

第1章 産　道

4）骨盤の角度
（1）骨盤傾斜角：立位水平面と入口面のなす角度（図13）
（2）骨盤入口角：第5腰椎前面と入口面のなす角度（図14）

　これらの角度があまり大きくなると，胎児軸と骨盤軸との間にズレを生じ，児頭の骨盤内への進入が障害されやすく，また胎児に働く娩出力が骨盤軸の方向に正しく作用しないため，胎児の産道通過が障害されやすい．

　砕石位にて大腿を腹壁に密着させると，胎児軸と骨盤軸が接近合致し，児頭進入に効果的となる．

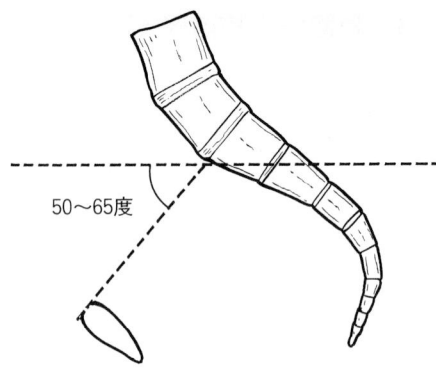

図13　骨盤傾斜角

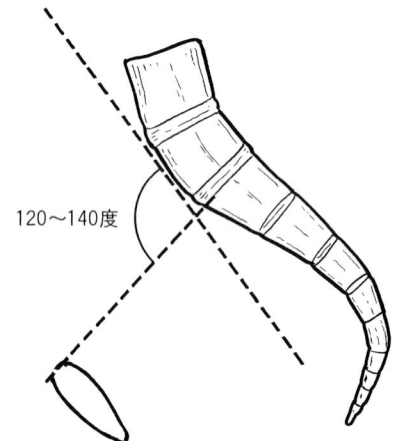

図14　骨盤入口角

（3）骨盤開角：第1仙椎全面と入口面のなす角度（図15）
　骨盤腔の広さを表し，分娩進行の難易に関係，90度以下になると，入口面より下方がより狭くなって，産科的真結合線よりも短い最短前後径が下方に生じ，第2回旋の余裕がなくなり，第2回旋の障害をきたす．

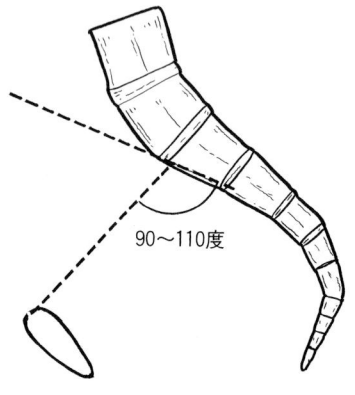

図15　骨盤開角

5）骨盤型の分類
　骨盤の形態は思春期の発育により縦卵円形から横卵円形へと変化し，典型的な例として4型に分類されるが，多くは混合型である．

1. 骨産道

(1) 女性型：50%（図16）
- 入口面は円形か楕円形に近い．最大横経が仙骨よりかなり前方にある．恥骨弓角は少なくとも85度以上，90～100度．
- 骨盤側壁は左右平行し円筒状である．

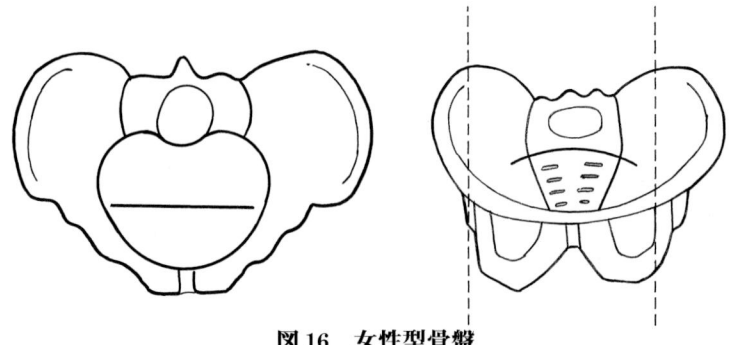

図16　女性型骨盤

(2) 類人猿型：25%（図17）
- 入口面は縦楕円形，前後経が横経より長い．恥骨弓角は少なくとも85度．
- 骨盤側壁は左右平行し円筒状である．

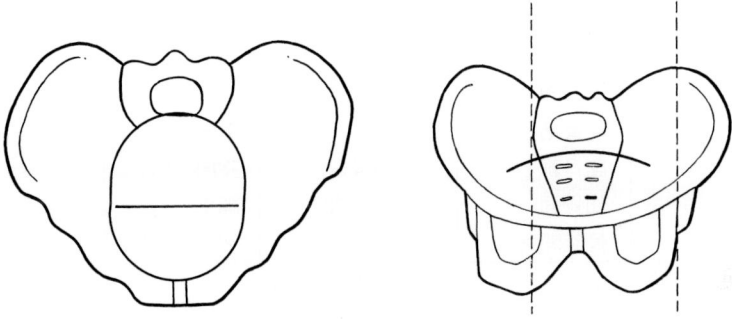

図17　類人猿型骨盤

(3) 男性型：22.4%（図18）
- 入口面は三角形型，前方骨盤が狭い．恥骨弓角が狭く80度以下．
- 座骨棘が突出．骨盤腔は漏斗状で下方ほど狭くなる．

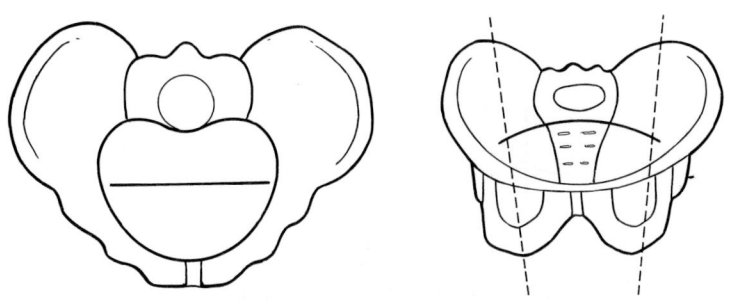

図18　男性型骨盤

第1章 産　道

(4) 扁平型：4.4％（図19）
・入口面は横楕円形か腎臓型．前方骨盤が狭い．
・恥骨弓角が広く85度以上．座骨棘が突出．恥骨幅が広い．
・骨盤腔は下方ほど広くなる．

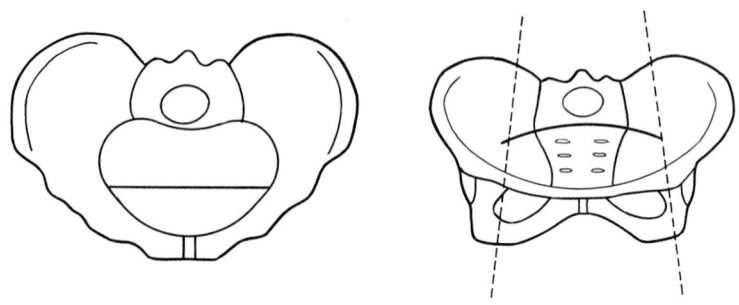

図19　扁平型骨盤

表1　女性型と男性型骨盤の相違

	女性型	男性型
骨盤全体形態	浅く広い	深く狭い
骨盤腔	円筒状	漏斗状
恥骨弓角	90～100度	80度以下
入口面	円形，横楕円形	三角形
恥骨結合	平坦	突出
座骨棘	突出せず	突出
仙骨面	後方に湾曲	扁平
骨盤開角	約100度	90度以下

6）骨盤軸と児頭下降度の表示方法
(1) 骨盤軸（骨盤誘導線）（図20）
入口と出口軸を結ぶ線を骨盤軸または骨盤誘導線という．
分娩の際，児頭先進部はほぼこの線に沿って下降する．

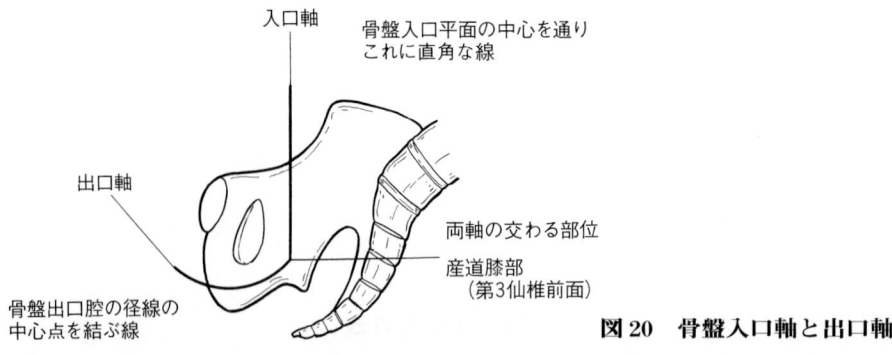

図20　骨盤入口軸と出口軸

(2) Hodgeの平行面（図21）

恥骨結合上縁と岬角を結ぶ面を第1平行面とし，以下恥骨結合下縁，座骨棘，尾骨先端を通過する第1平行面に平行な4平行面で，児頭下降度の診断基準とする方法を提唱した．

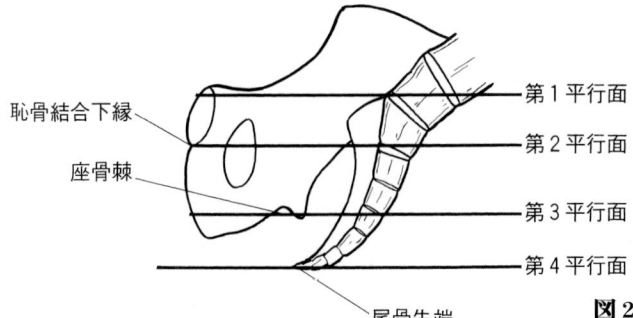

図21　Hodgeの平行面による表示法

(3) De Leeのstation：後述する．

7）X線による骨盤計測法
(1) 骨盤側面撮影（Guthmann法）（図22）

外結合線をフィルムに平行にして撮影する．この方法により産科学的真結合線はじめ骨盤前後径，仙骨前面の形状や児頭も撮影されるため，骨盤腔との比較も可能である．

径線の計測は金属製のメジャーを陰裂に挟んで撮影し，フィルムに写ったメジャーでフィルム上の各径線を測定すれば実測値となる．

正しい撮影は左右の寛骨臼像が同心円上にある．

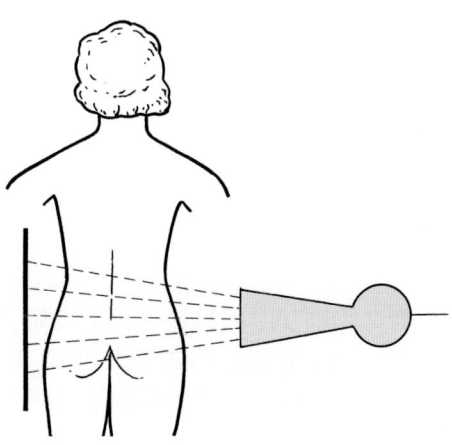

図22　骨盤側面の撮影（Guthmann法）
骨盤入口面撮影時よりも被曝量が5～6倍多い．

(2) 骨盤入口面の撮影（Martius法）（図23）

骨盤入口面とフィルムとが平行となるために半座位の姿勢をとる．

骨盤入口面の形態とその横径は正確であるが，骨盤狭部横径や産科学的真結合線の計測値は拡大率の差により必ずしも正確でない．

半座位のため正しい撮影姿勢が取り難い欠点があり，左右の閉鎖孔が写らないよう正確な姿勢で撮る必要がある．

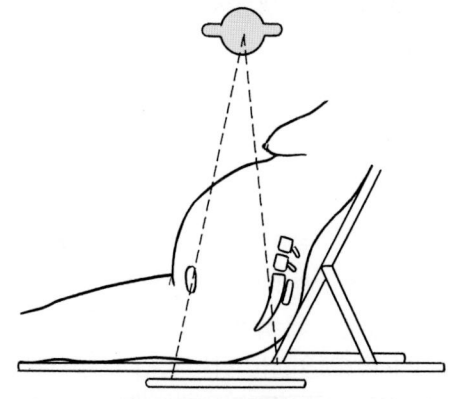

図23　骨盤入口面の撮影（Martius法）
半座位による撮影

8）狭骨盤

骨盤の大きさは人種差，個人差があり，分娩時には児頭と骨盤との相対的な大きさが問題であって，正常と狭骨盤とを厳密に区別することは困難である．しかし，骨盤を独立してとらえ，狭骨盤の概念を考慮することも必要であり，狭骨盤の定義づけがなされている．

表 2　日本人における骨盤の大きさ

計測部位	狭骨盤	比較的狭骨盤	正常骨盤
産科真結合線	9.5cm 未満	9.5〜10.5cm 未満	10.5〜12.5cm
入口横径	10.5cm 未満	10.5〜11.5cm 未満	11.5〜13.0cm
外結合線	18.0cm 未満		18.0〜20.0cm
闊前後径	10.5cm 未満	10.5〜11.5cm 未満	11.5〜13.0cm
狭前後径	9.5cm 未満	9.5〜10.5cm 未満	10.5〜12.0cm
座骨径	9.0cm 未満	9.0〜9.5cm 未満	9.5〜11.0cm
骨盤開角	70度未満	70〜80度未満	80〜100度

表 3　骨盤計測と帝王切開率

産科真結合線	帝切率	外結合線	帝切率
9.5cm 未満	40 %	17.5cm 未満	5.2%
9.5〜10.5cm 未満	23.7%	18.0cm 以上	1.0%
10.5〜11.0cm 未満	7.2%		

表 2 の網かけの数値は日本産婦人科用語委員会の定義による．

外結合線に関しては 18.0cm 未満を一応狭骨盤とした．

比較的狭骨盤は自然経過では経腟分娩は不可能で，産科手術により経腟分娩が可能となる（表 3）．

【妊娠分娩時における骨盤変化】

妊娠により靱帯組織は血管の新生さらには漿液性浸潤により軟化し，関節結合部位は弛緩し，骨盤の計測値は 0.5〜1.0cm 増大する．

9）CPD（cephalopelvic disproportion：児頭骨盤不均衡）

厳重な分娩監視のもとに試験分娩を施行し，児頭と骨盤の大きさの不均衡による難産（Dystocia）で，結果的に帝王切開（帝切）分娩をせざるをえなかった場合である．

しかし，帝切を必要とする難産状態について統一見解を得ることは困難である．試験分娩の限界として破水，子宮口全開のもとに2時間経過しても分娩が進行しない場合とする考えが多い（米国の基本的考えも同様である）．

CPDの診断に関しては児頭が明らかに骨盤よりも大きい場合（巨大児，水頭症）などで，児頭回旋異常，児頭の骨盤内進入異常による分娩障害さらには軟産道因子，陣痛因子による分娩障害はCPDより除外する．

1. 骨産道

(1) 計測値からのCPD判定

児頭の応形機能や回旋なども関係することから，産科学的真結合線，最短前後径と児頭大横径との関係のみでなく，骨盤と児頭との間にどの程度の余裕があれば，経腟分娩が可能かを明確に定義，区分することは困難である．

今日の趨勢として産科学的真結合線と児頭大横径との差が1.0cm未満なら最初から帝切分娩，1.0～1.5cm未満はCPD発生境界領域として試験分娩とする傾向が強い．そして差が2.0cm以上あれば安全分娩とされる．

(2) CPDが疑われる場合

① 先天性，後天性疾患または外傷による骨盤変形さらに歩行障害例．
② 骨盤外計測値が小さく，身長150cmとくに145cm以下の場合．
③ 児頭が高在浮動 (floating head) で Seitz (＋) の場合．
④ 恥骨弓角70度台(正常90度)，座骨結節内縁間距離8cm以下(正常8～9cm)恥骨結合下縁と仙骨先端間距離9cm以下(正常10～11cm)の場合はCPDが疑われる．

【Seitz (＋) の場合 (図24)】

児頭前面と恥骨結合との関係を触診でみる方法で，児頭が恥骨結合前面より上に突出して浮動状態で触れる場合(＋)，突出して触れなければ(－)である．(＋)の場合CPDの疑いが濃厚となる．

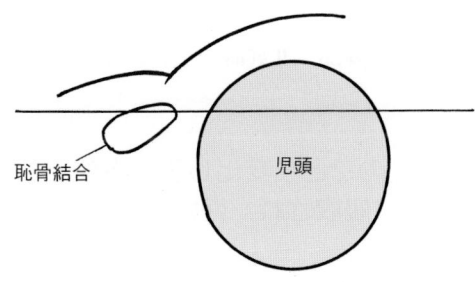

図24　Seitz (＋) の場合

第1章 産　道

2．軟　産　道

子宮下部，子宮頸部，腟，外陰の軟部組織からなり，分娩時通過管を形成する．

1）妊娠による子宮頸部の変化

非妊時の解剖学的と組織学的内子宮口との距離（0.5〜1.0cm）を子宮峡部という（図25）．

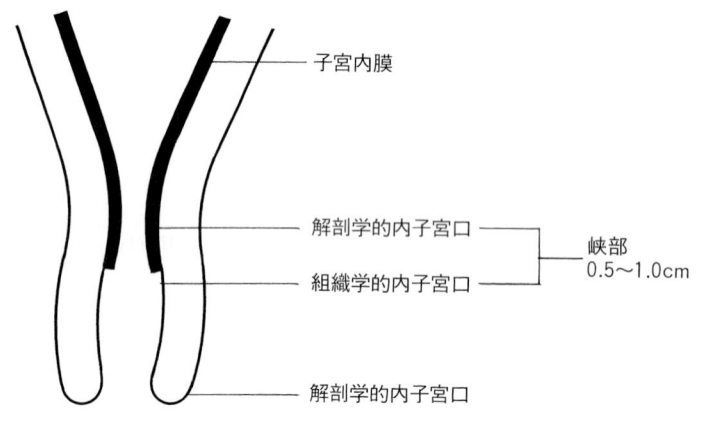

図25　非妊時の子宮頸部

この部位は妊娠により下記のごとく変化し子宮下部となる．

妊娠12週頃より子宮腔内に吸収され，妊娠16週には子宮体部の下方を形成し，子宮下部（下節）となる（図26）．

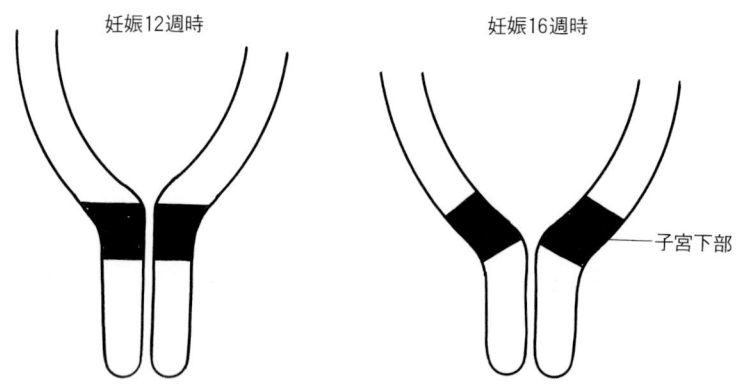

図26 妊娠に伴う子宮頸部の変化

2）分娩時の子宮頸部の変化

頸部は軟化，展退（短縮），開大して子宮下部とともに通過管となる．そして子宮下部の上端は収縮輪となる（図27）．

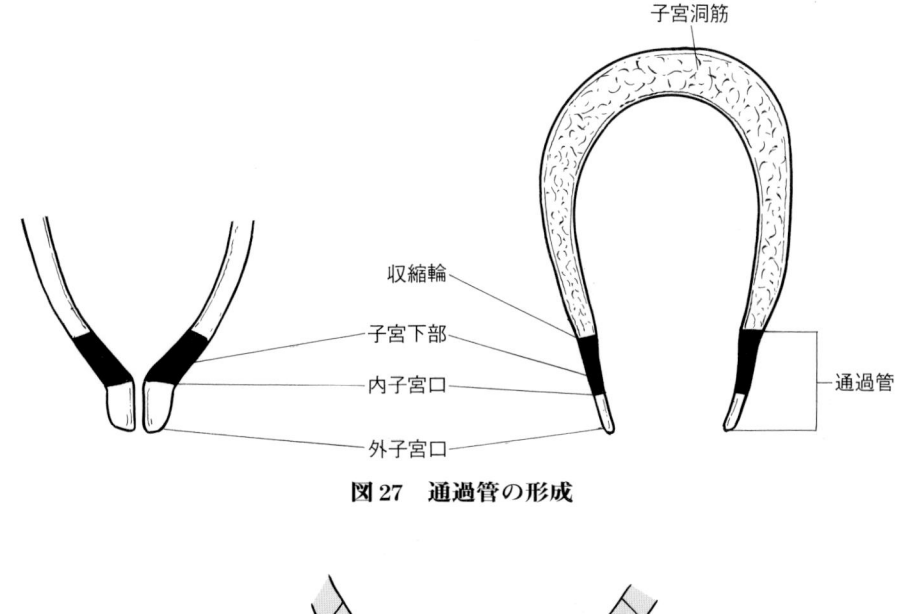

図27　通過管の形成

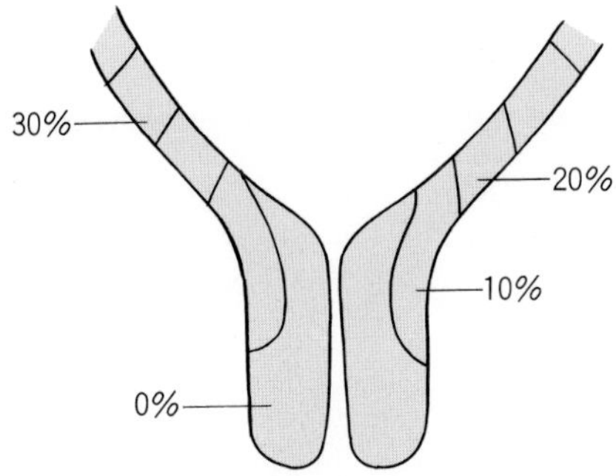

図28　妊娠末期の子宮頸部の筋肉分布（Fluhman）

子宮頸部はコラーゲン線維より形成され，筋肉は頸管上部周囲に10％前後存在するにすぎない（図28）．

3）子宮頸管の妊娠性変化（図29）

子宮頸管は妊娠40週頃までは胎児の保持機能，分娩時は胎児通過管として開大機能と，相反する2つの機能を果たしている．

子宮頸管には筋肉が少なく，主に支持性の強い繊維性結合組織のコラーゲン繊維で合目的に構築されている．そのため妊娠進行にともない子宮体部は軟化しても，頸管は比較的硬いままで経過して胎児保持機能を保ち，妊娠末期になると軟化，展

第1章 産　道

退，開大（頸管成熟の3大因子）と変化して分娩に備える．

（1）形態学的変化

頸管成熟に伴いコラーゲン繊維は細分化し分布が粗となり繊維は分節，離解して短くなり，繊維間の無構造部分が拡大する．

（2）生化学的変化

コラーゲンは酵素によりアミノ酸にまで分解されて可溶化する．

（3）頸管成熟度

軟度，展退（頸管2.5～3.0cmが短縮し，次第に消失する度合），頸管開大度の3項目で表され，分娩開始時期の予想，分娩誘発時期の予定，分娩経過の予想などの診断的価値を有している．子宮頸管は軟化，展退（短縮）し，子宮口は開大する．

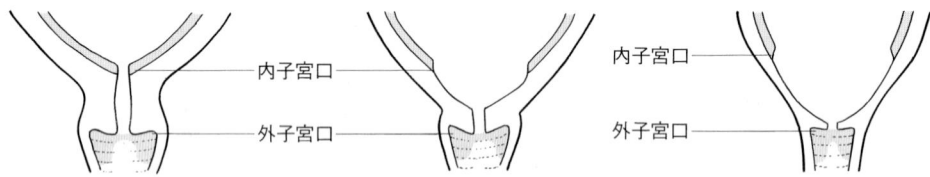

図29　分娩時の子宮頸管変化

2. 軟産道

4）骨盤底部筋肉（図30，31）

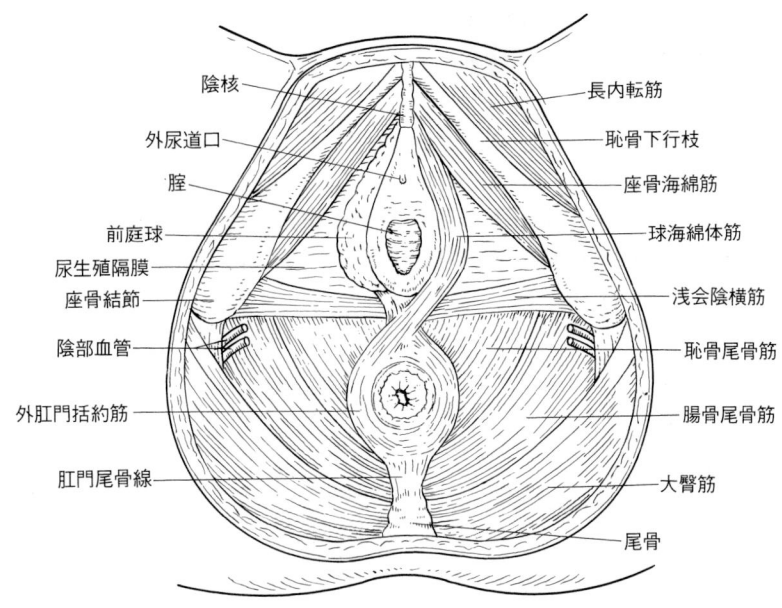

図30　会陰側の骨盤底筋肉
（森　崇英ほか：腟式子宮脱根治手術，南江堂）

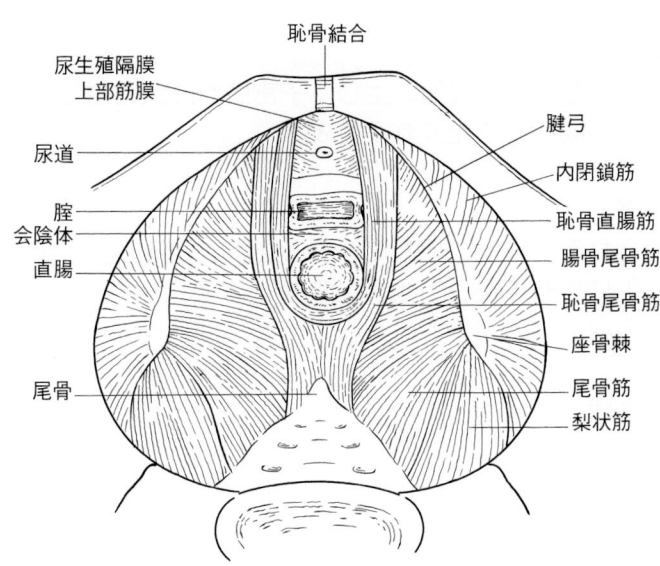

図31　腹腔側の骨盤底筋肉
（森　崇英ほか：腟式子宮脱根治手術，南江堂）

2 陣　痛

●不随意に，かつ周期的に反復して生じる子宮筋の収縮を陣痛という．その発来機序については明確にされていない．

1．陣痛の種類

1）妊娠時の陣痛
（1）Avarenz 波（A 波）
妊娠9週頃より子宮の一部にとどまり，妊婦自身感じない0.8mmHg，約10秒間持続する子宮収縮．

（2）Brax‐Hicks 波（B 波）
妊娠30週以後，子宮上部，下部の広い部分に広がり，全体に及ぶこともある．10〜15mmHg位の比較的大きな波で，毎時1回位，妊婦自身自覚し，触診にて子宮を硬く触れる．

2）前駆陣痛
妊娠末期において間隔が不規則に生じ，子宮口を開大させるほどの有効な陣痛ではなく，子宮頸部の成熟をきたす作用がある．

3）分娩陣痛
分娩時に認められる子宮筋の収縮で，分娩進行の原動力となる．陣痛が10分間隔で規則正しく生じた時点を，分娩開始時期とする．分娩時期により開口，娩出，後産期陣痛とに区別される．

2．陣痛の性状

陣痛は持続的な子宮筋の収縮ではなく，収縮と弛緩を交互に繰り返し，収縮期を陣痛発作，休止期を陣痛間欠といい，陣痛周期は陣痛発作の開始から次の発作の開始までをいう（図32）．

3．子宮筋の走行

人の子宮は左右の Müller 管が融合し，単一の器官を形成することからその構造は複雑となり，さらに血管の走行発達によってより複雑化する．

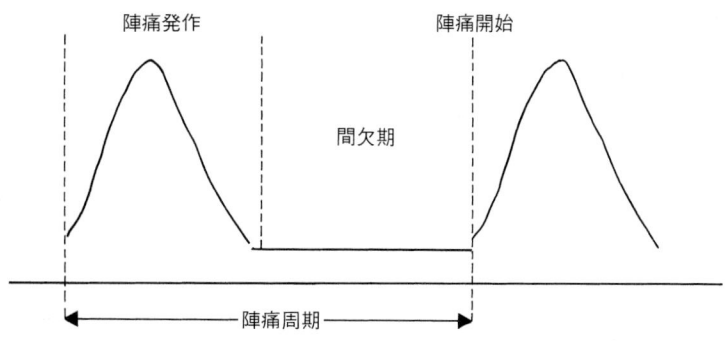
図32　陣痛の発作と間欠

　子宮筋は妊娠5ヵ月中頃にMüller管壁に現れ，左右融合が起こる．
　妊娠5ヵ月末頃から6ヵ月初めには卵管，子宮，腟が現れ，子宮と腟にわずかの輪状筋が認められるようになる．
　新生児と成熟子宮の明確な差は血管層の有無にある．ヒト子宮の特徴として粘膜下筋層の存在で，類人猿とヒトのみに存在する．子宮筋は初めは外縦走筋層と内輪状筋層とからなるが，その中間に血管層があるため，その走行は極めて複雑となり，子宮筋の走行には種々の説がある．
　輪状筋が本来の子宮筋とする説(Sobotta)，螺旋走行および格子形成を主張する説（Goerttler），子宮底筋主張説（鈴村）などがある．
　図33では卵管縦走筋が延長し，卵管軸を中心に求心性に子宮筋が走行している．
　図34では，外から内方に筋線維は左右対称に子宮軸を斜走交叉し，格子模様を形成し，妊娠子宮の増大は螺旋構造は捲き上がり増大は容易となる．
　図35の①〜⑤は本来の縦走筋，⑥⑦⑪は輪状筋と考えられ，子宮底筋は発生学的には縦走筋が発達したもので，これより延びた子宮表層筋は細く薄く，他方子宮底筋は部厚く強力で，この収縮により子宮下部，頸管を上外方に効果的に引き上げ子宮口開大に作用し，また表層を縦走筋が走行することも子宮口開大に効果的である．
　螺旋走行説は妊娠による子宮増大の説明には合理的である．しかし，非妊時左卵管部に付着していた筋繊維が右卵管部に移動するなど，筋束の起始部付着部が移動し，十分な収縮力が得られない．

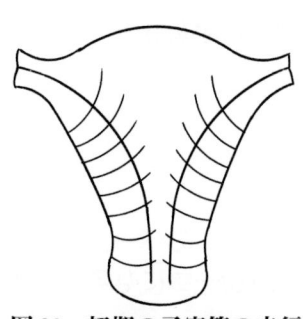
図33　初期の子宮筋の走行

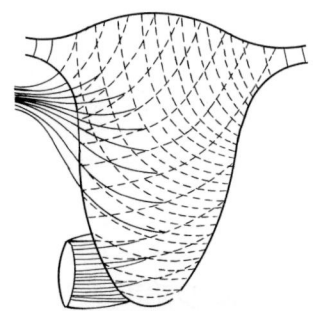
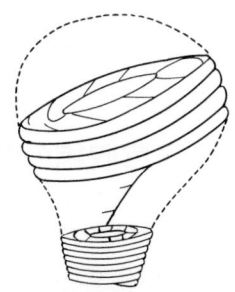
図34　Goerttlerの格子・螺旋走行説

第2章 陣　痛

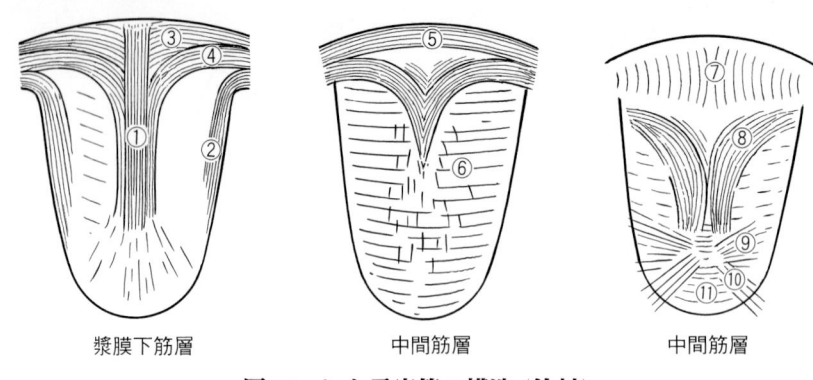

漿膜下筋層　　　　　中間筋層　　　　　中間筋層

図35　ヒト子宮筋の構造（鈴村）

鈴村らの子宮底筋説の方が収縮力が得られ，むしろ合理的である．

4．陣痛の捉え方と持続時間

　陣痛は産婦の自覚，痛みさらには触診による捉え方があるが，3者の間にはその時期と持続時間に差がある（**図36**）．
　他覚的な陣痛の捉え方として陣痛計（内，外測法）と触診とによる3つの方法がある．
　触診では内測法の9mmHgの部位に，外測法では1/5点の部位にそれぞれに相当し，これら3つの測定法が一致するように配慮され，下記のごとく1/5点の部位をもって陣痛持続時間とされた（**図37**）．

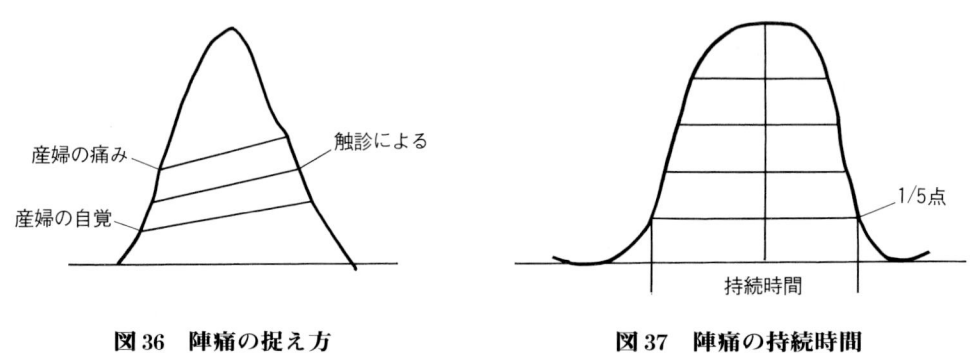

図36　陣痛の捉え方　　　　　図37　陣痛の持続時間

5．子宮収縮の発来と伝播

　子宮収縮は左右子宮卵管角にペースメーカが存在し，この一つのペースメーカが優位となり，すべての収縮がここより始まり，ペースメーカが一つになることが重要で，両側にペースメーカができると異常収縮となる．

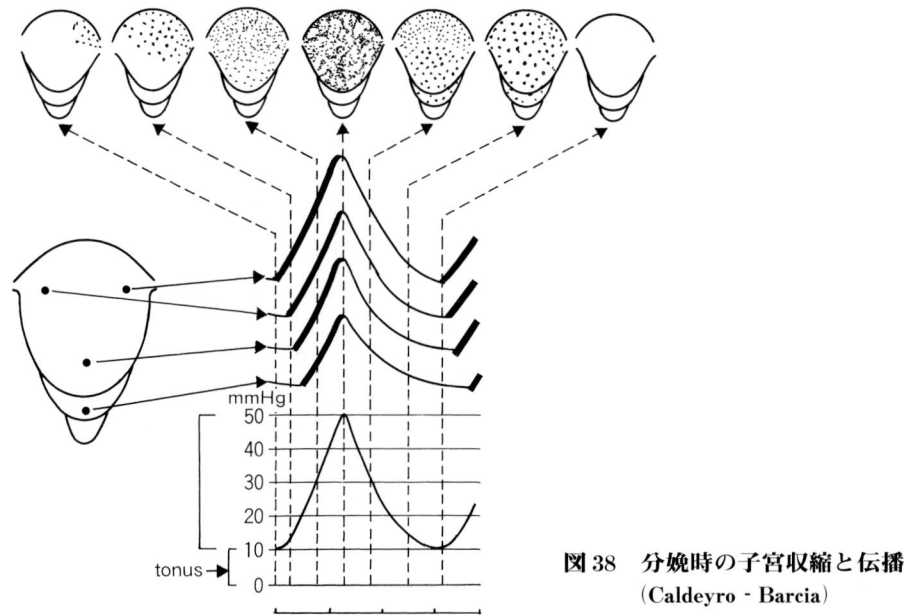

図38　分娩時の子宮収縮と伝播
（Caldeyro - Barcia）

　ペースメーカから始まった収縮は毎秒2cmの速度で子宮全体に広がり，15秒で子宮全体が収縮する．収縮の伝播は主に下方に伝わり，30〜60秒で子宮収縮は最高になる．正常の子宮収縮は子宮の各部がよく協調し，全体が同時に最高の収縮に到達し，1つのピークを形成し，また全部分が同時に弛緩し，tonusまで下降する（Caldeyro - Barcia）（**図38**）．

6．子宮収縮の種類

1）収縮（contraction）
筋繊維の収縮により短縮し，弛緩した場合には元の長さに戻る場合．

2）退縮（retraction）
筋繊維が収縮により短縮し，弛緩すると元の長さに戻らない場合．
子宮体部の収縮の時のみにみられ，子宮体下部ではきわめて弱い．
この退縮により子宮腔は縮小し，内圧が亢進して大きな娩出力の原動力となる．

7．子宮収縮，陣痛の機能（Caldeyro – Barcia）

　子宮収縮が子宮上部より下部へと伝播され，子宮上部自身を引き上げ，下部を牽引する．牽引力は上部より下部へと積分され，頸部では最大の牽引力が作用する．収縮は上部より下部へと弱くなるので子宮下部，頸管は開大する．
　また，収縮時間は上部より下部に向かって短くなるので，子宮全体が同時に最大の収縮に達するようになる．

第2章 陣　　痛

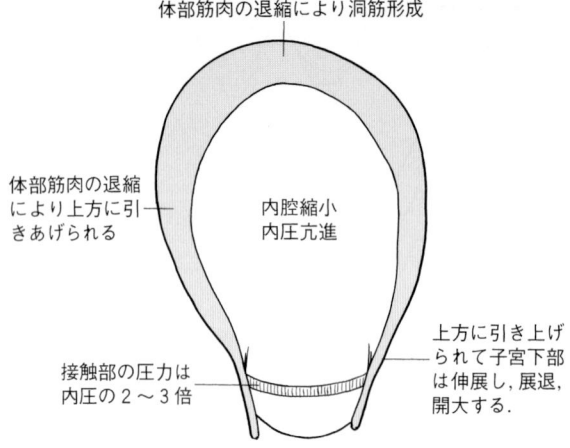

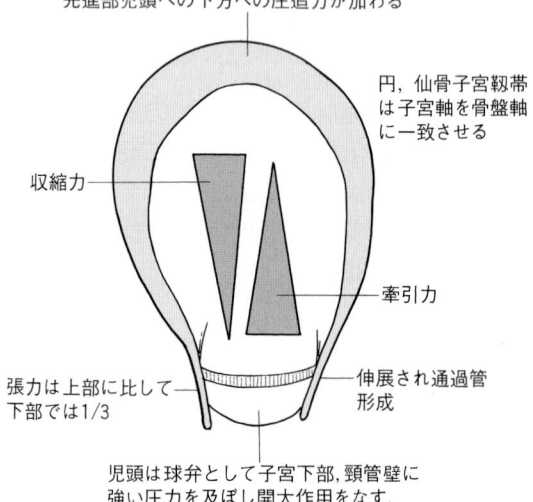

図39　子宮収縮と陣痛の機能

　児頭の下降は一様でなく，収縮時には腟，会陰の弾力により退行する．この動作の反復が児頭の都合のよい位置をとらせ，回旋が行われる．そして，児頭に加わる力は産道への推進力と頸管の開大力となる．

1）正常な子宮収縮
　ペースメーカに近い子宮底部から始まり子宮上部の収縮は
　(1) 早く始まり，(2) 長い，(3) 強い，この3因子を備えている．

2）有効な陣痛（協調性陣痛）

（1）収縮が強力で収縮期の内圧が25mmHg以上．
（2）子宮底部が最も強く，下方に向かって左右対称に伝わり，下方に行くほど収縮の強さは弱まり，持続時間は短くなる．
（3）子宮各所の収縮は左右対称的，同時性である．
（4）間欠時の内圧は10mmHg以下である．
（5）胎児下降に障害が起これば，これにうち勝つために収縮力が増し，収縮頻度が増す（Caldeyro - Barcia）．

3）陣痛エネルギー（子宮活動）

（1）**Montevideo 単位**
10分間の平均振幅×10分間の平均回数
例：45 mmHgの振幅が3回＝135Montevideo単位となる．

（2）**Alexanddria 単位**
10分間の平均振幅×10分間の平均回数×平均持続時間
Montevideo単位に時間単位を加味した．

（3）**Planimeter 単位**
10分間に描かれた波形の面積．
分娩進行に有効な上昇期とあまり有効でない下降期が同じ計測値で示され，下降期の方が長く，その占める比率が高いのが問題である．

【陣痛と絨毛間腔の循環動態の変化】

流出静脈圧：30～35mmHg以上になると静脈腔が閉鎖される．
流入動脈圧：70～80/30mmHg（螺旋動脈圧）
したがって，間欠期：20mmHg，発作期：80mmHg以上になると，胎児への血流が遮断されることから危険である．

第3章 胎児

3 胎 児

1．子宮内胎児の位置関係

1）胎　　位
母体軸と胎児軸との関係
(1) 縦　位
(2) 横　位
(3) 斜　位

2）胎　　向
(1) 第1胎向：児背が母体の左側に位置する場合
(2) 第2胎向：児背が母体の右側に位置する場合
(3) 第1分類：児背が母体の前面に位置する場合
(4) 第2分類：児背が母体の後面に位置する場合

3）胎　　勢
(1) 屈曲胎勢
(2) 反曲胎勢

2．児頭の名称と諸径線（図40，41）

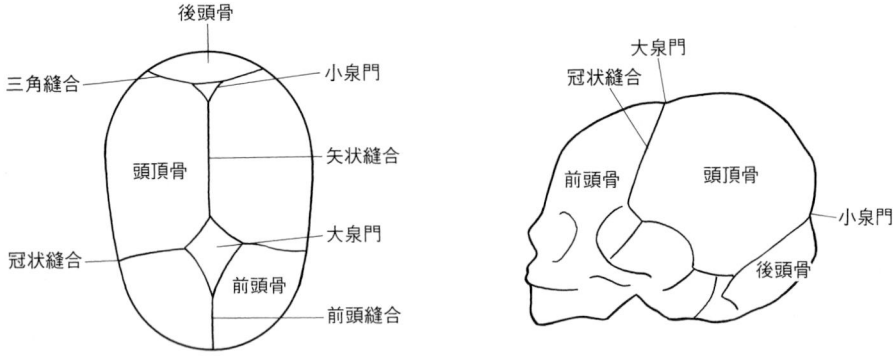

図40　児頭の名称

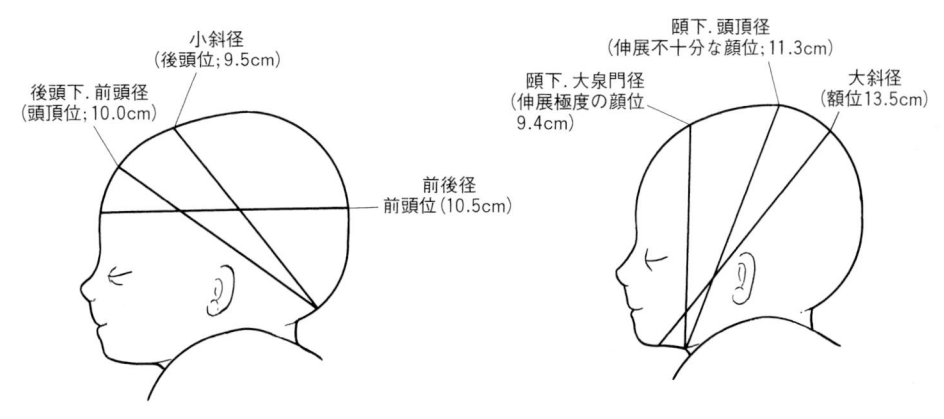

図41　児頭の諸径線

3．分娩時子宮内胎児姿勢の変化（図42）

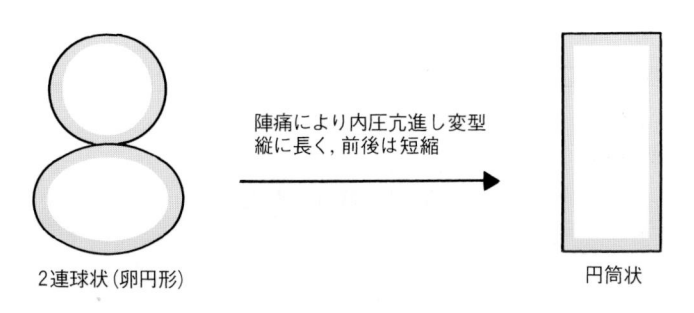

図42　胎児姿勢の変化

4．第1回旋と軸進入（骨盤入口進入機転）

相互に関連しながら同時あるいは連続して起こる．

1）第 1 回 旋（図43）
頭の駆幹（体軸）に対する屈曲（前屈）により通過径が短くなる．
　児頭と背柱は大後頭孔で連結し，大後頭孔より前頭と後頭に至る距離は，前頭に至る距離の方がはるかに長い．そして，胎児軸への娩出圧力を受けて産道の抵抗力が加わり，その結果テコの原理により，前屈して顎部が前胸壁に接する．前屈により通過径が10.5より9.5cmに短縮する．
　第1回旋（前屈）により入口面に接する児頭径は，前後径（10.5cm）から小斜経（9.5cm）にと変化し，小泉門が先進し，最も小さい面で産道を通過することになり，分娩に好都合となる．

第3章 胎　児

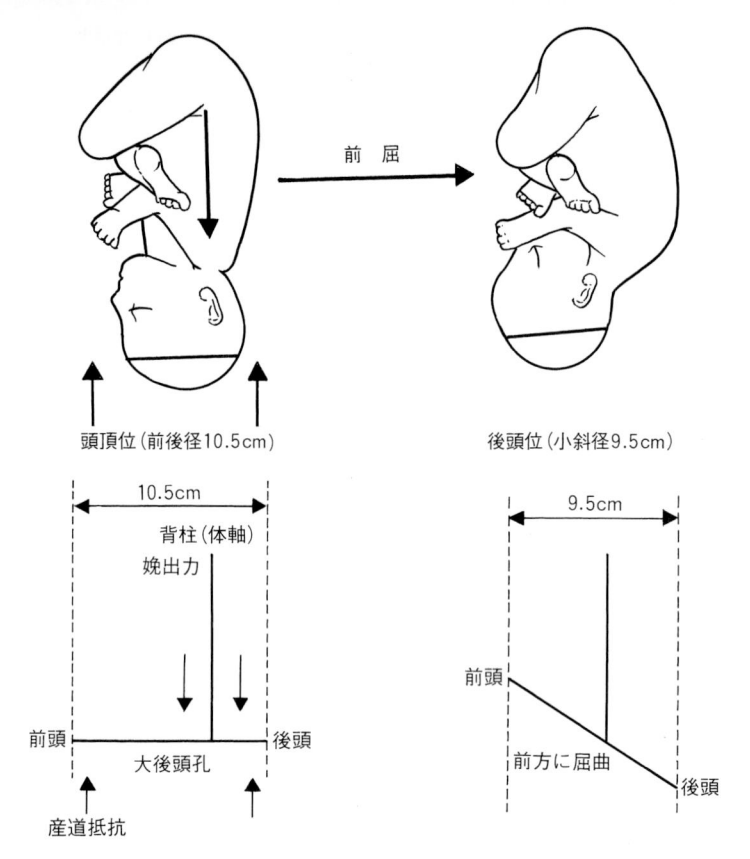

頭頂位（前後径10.5cm）　　　後頭位（小斜径9.5cm）

10.5cm　　背柱（体軸）　娩出力　前頭　大後頭孔　後頭　産道抵抗

9.5cm　前頭　前方に屈曲　後頭

図43　第1回旋

2）軸進入（側屈）

　大きい卵円形の児頭がそのままでは通過困難であるが，半分ずつ斜めに多少ずれることにより，通過可能となる（Sellheim）（**図44左**）．
　骨盤入口を児頭が通過する際には，児頭の両半分が斜めに多少ずれて通過する（van Jaschke）（**図44右**）．

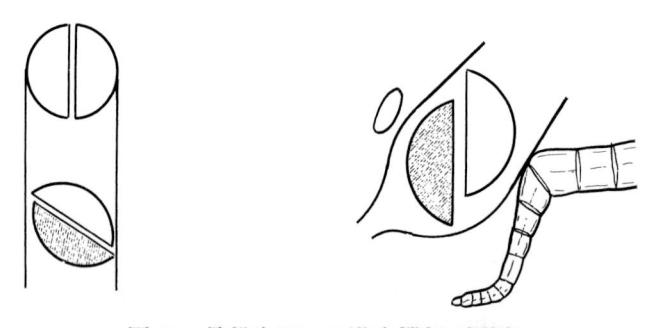

図44　骨盤入口への進入機転（側屈）
そのままでは進入困難で，半分ずつ多少斜めにずれて進入する．

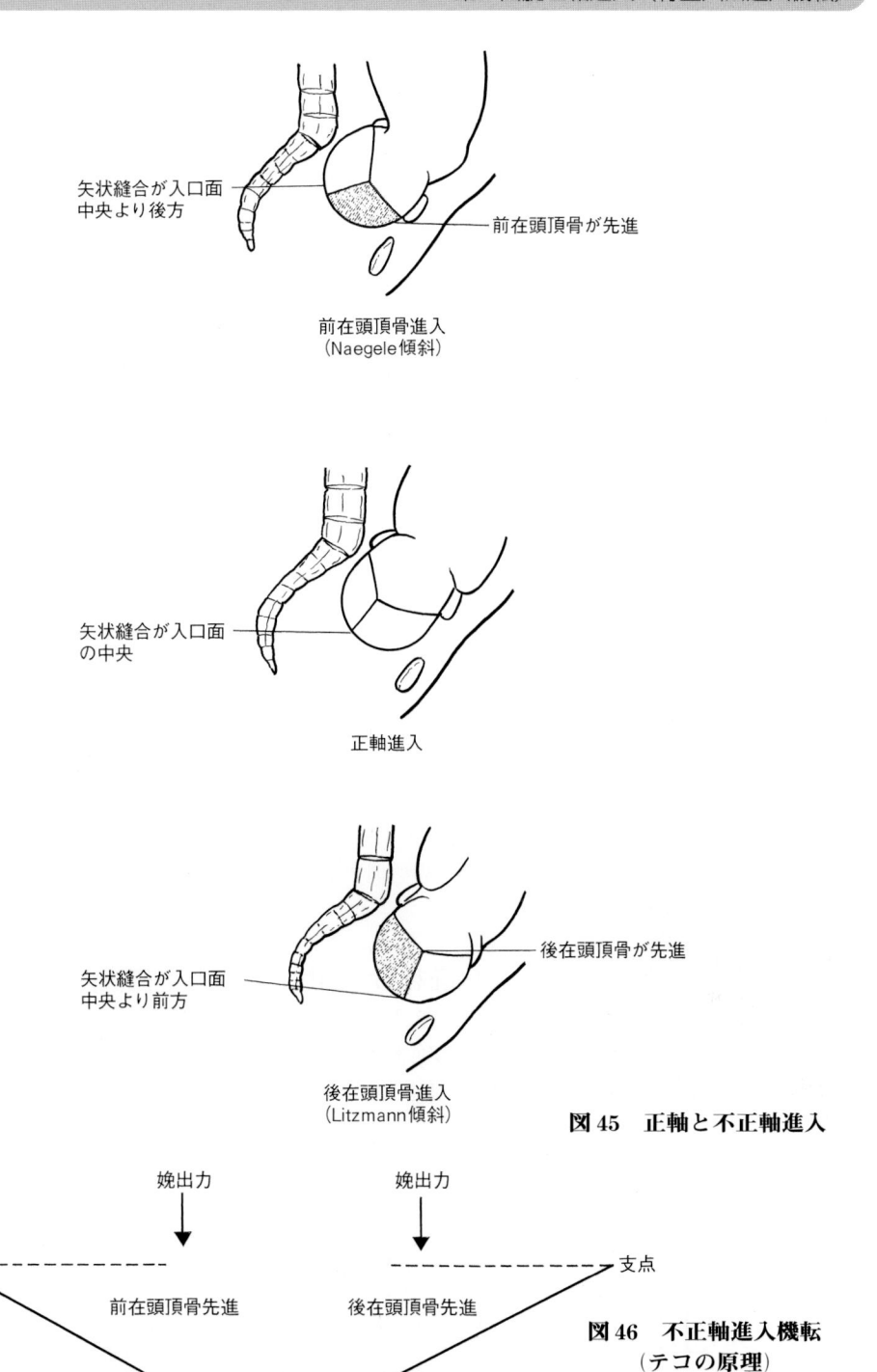

4. 第1回旋と軸進入（骨盤入口進入機転）

矢状縫合が入口面中央より後方 ── 前在頭頂骨が先進

前在頭頂骨進入
（Naegele傾斜）

矢状縫合が入口面の中央

正軸進入

矢状縫合が入口面中央より前方 ── 後在頭頂骨が先進

後在頭頂骨進入
（Litzmann傾斜）

図45　正軸と不正軸進入

娩出力　　　　　　　娩出力

支点 ---------------　　　--------------- 支点
　　　前在頭頂骨先進　　　後在頭頂骨先進

図46　不正軸進入機転
（テコの原理）

　後在頭頂骨は仙骨岬の抵抗により下降は一時停止し，この部位が支点として作用し，テコの原理で前在頭頂骨が先進する（**図46左**）．
　前在頭頂骨が恥骨結合後面の抵抗を受け，これが支点となり，以下は上記と同様（**図46右**）．

5. 第 2 回旋

第2回旋は第1回旋を終え，骨盤内に進入した児頭はさらに下降するに従い，先進した小泉門は前方に，大泉門は後方に向かい，矢状縫合は入口部；横経，闊部；斜経，骨盤峡部，出口部；前後経に一致し，小泉門は前方恥骨結合に，大泉門は後方仙骨窩に向かう（産科定義委員会）（**表4**）．

表4　骨盤腔内における第2回旋にともなう矢状縫合の位置

骨盤腔内	第1頭位	矢状縫合	第2頭位
入口部		横　　径	
闊部		斜　　径	
峡部 出口部		縦　　径	

第2回旋の起因
(1) 抵抗減少説

児頭の最大径線が骨盤の最大径線に一致し，児頭の受ける抵抗を最小にするように回旋する．そして，先進部は後壁よりも前壁の方が抵抗が少ないために前方に回旋する．

(2) 物理学的実験

【Sellheim の実験】

弾性を有し，屈曲性の異なる側面をもつ円柱状の物体を円筒内を通過させると，屈曲性の強い側面が円筒彎曲部に一致するように，円筒内で回旋する．したがって，背部方向への屈曲性を有する胎児の頸部が，前方に彎曲する骨盤軸に適応するように胎児頸部後方が前方に回旋する（**図47**）．

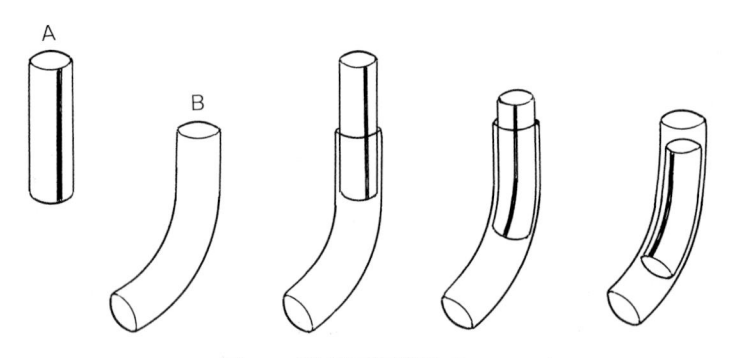

図47　第2回旋機序（Sellheim）

【de Snoo の実験】

彎曲を有するガラス管に，先端が鈍なゴム筒を圧入すると彎曲部で進入が停止するが，先端の尖ったゴム筒の先端を管の彎曲部と反対方向に向けて圧入すると，ゴム筒は管の彎曲部で180度回旋して通過する．この実験から児頭の先進部が産道の彎曲方向の前方に向かって回旋する（図48）．

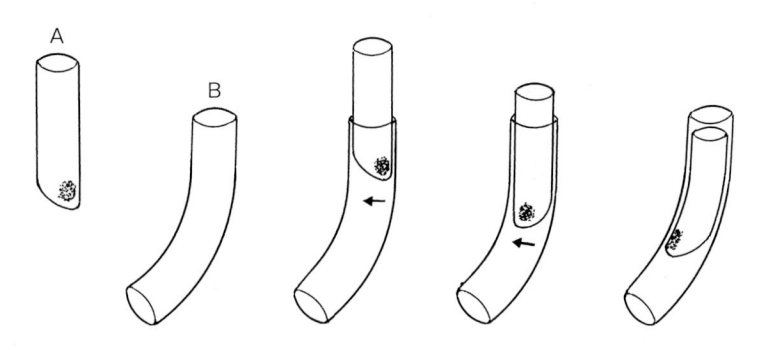

図48 第2回旋機序（de Snoo）

6．第3回旋

前屈姿勢で下降してきた児頭が，骨盤底に達すると後頭結節が恥骨結合下縁に支えられ，頤部が胸壁より離れる反屈運動を営む横軸回旋である．

第3回旋の起因

児頭が骨盤底に達すると，娩出力は骨盤底筋および会陰の強い抵抗力と，抵抗の最も少ない前方に向かう力とに二分され，骨盤底筋の抵抗が強く，力のベクトルは前方向に向くようになり，児頭は横軸の回旋をする（図49）．

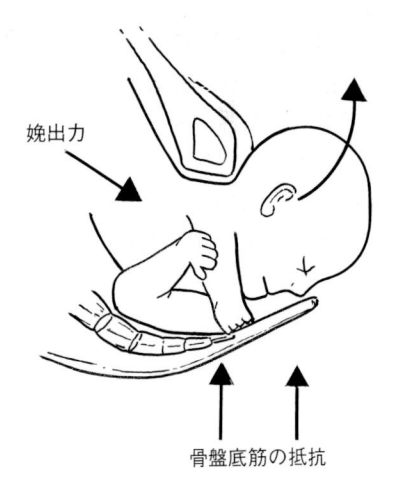

図49 第3回旋の起因

7．第4回旋

児頭の娩出後，後続肩甲娩出のため，肩幅が出口部の前後径に一致するように回旋し，母体の下方に面した胎児顔面は，母体の側面を向く外回旋である．

回旋の方向は，第1胎向では胎児背部が母体の左側になるように，すなわち胎児顔面は母体の右側に面するように回旋し，第2胎向ではその逆となる．

★ 正常分娩経過中の胎勢・胎向変化のまとめ

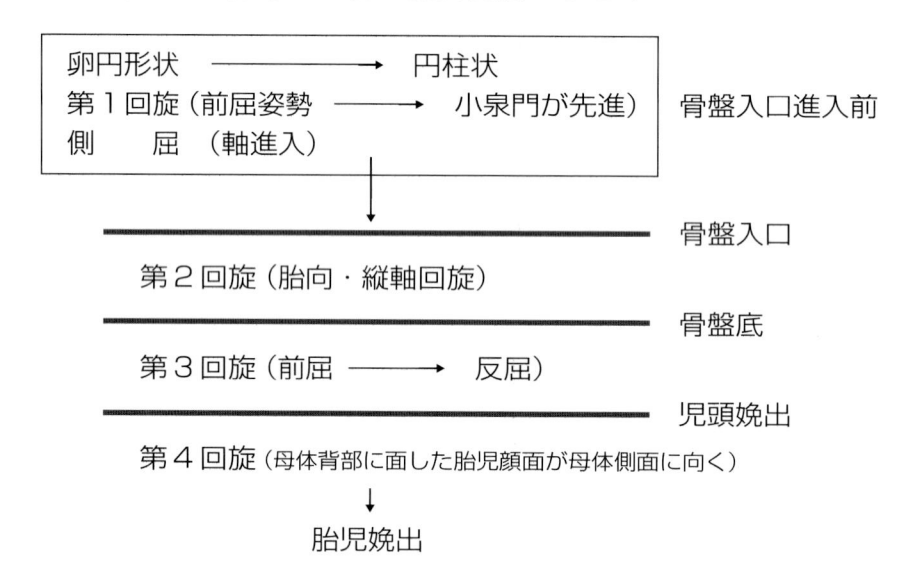

```
┌─────────────────────────────────────┐
│ 卵円形状    ──────→  円柱状           │
│ 第1回旋（前屈姿勢 ──→ 小泉門が先進）    │  骨盤入口進入前
│ 側　　屈　（軸進入）                   │
└─────────────────────────────────────┘
                  ↓
─────────────────────────────────────    骨盤入口
       第2回旋（胎向・縦軸回旋）
─────────────────────────────────────    骨盤底
       第3回旋（前屈 ──────→ 反屈）
─────────────────────────────────────    児頭娩出
   第4回旋（母体背部に面した胎児顔面が母体側面に向く）
                  ↓
              胎児娩出
```

1. 頭頂位

4 反屈位分娩（第1回旋異常分娩）

第1回旋の異常（反屈位）により産道通過径，周囲径が大きくなるため，分娩は異常な経過をたどる．

第1回旋異常には反屈の程度により以下の分娩様式がある．
1. 頭頂位
2. 前頭位
3. 額　位
4. 顔面位

狭い産道に適応するために児頭は通過に際して応形機能により変形し，児頭の変形は分娩様式により異なる．

表5　第1回旋異常による分娩様式

分娩様式	先進部	頻度（％）	産道通過周囲径	児頭変形
頭頂位	頭頂部	0.3	前頭後頭窩径33cm	塔状頭
前頭位	大泉門	1〜1.5	前後径34cm	短頭形
額　位	前頭縫合	0.1〜0.03	大斜径35cm	三角形頭
顔面位	頤部	0.17〜0.5	頤下，大泉門34cm	長頭形

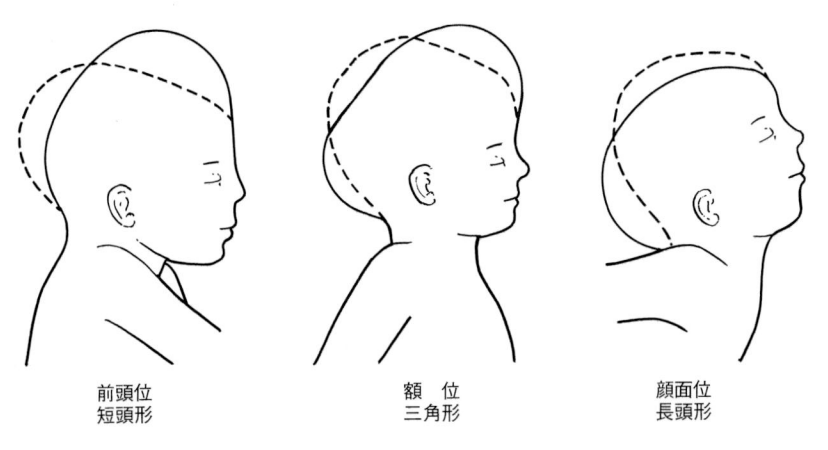

前頭位　　　　　　額　位　　　　　顔面位
短頭形　　　　　　三角形　　　　　長頭形

図50　分娩様式による児頭の変形

第4章　反屈位分娩（第1回旋異常分娩）

【第1回旋異常による反屈位の程度別の分娩形式（図51）】

前頭位　　　　　額　位　　　　　顔面位

反屈の程度

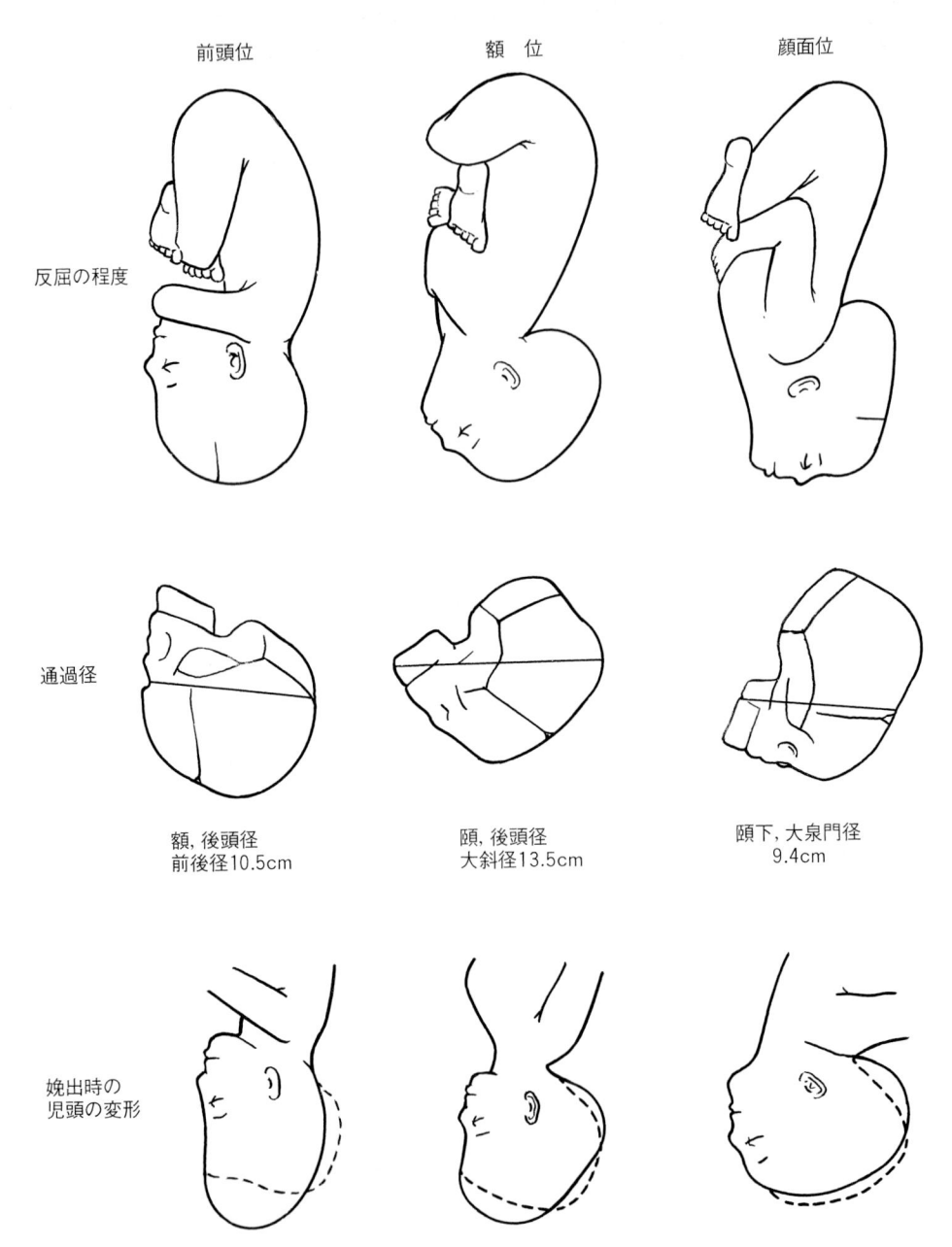

通過径

額, 後頭径　　　　頤, 後頭径　　　　頤下, 大泉門径
前後径10.5cm　　大斜径13.5cm　　9.4cm

娩出時の
児頭の変形

図51　反屈の程度による児頭の通過径と変形

1. 頭頂位

【反屈位の成立】

子宮が側方へ傾斜した状態において胎児の躯幹も同方向に倒れているが、陣痛が発来すると子宮は直立し、同時に胎児躯幹も母体縦軸にもどる。

しかし、児頭はそのまま反屈の状態にとどまり、陣痛が強まるとともに反屈状態で固定する（Duncan）。

児が腹側に子宮とともに倒れて、児の後頭部は他側の腸骨窩に偏在している場合、陣痛発来により子宮軸は母体の縦軸に一致し、児頭は骨盤入口上の部分に固定したままで、児の運動に従わない結果、反屈位が成立する（Schröder & Bunn）。

★ 反屈位は腹壁が弛緩し、子宮が斜めに倒れている経産婦に多い。

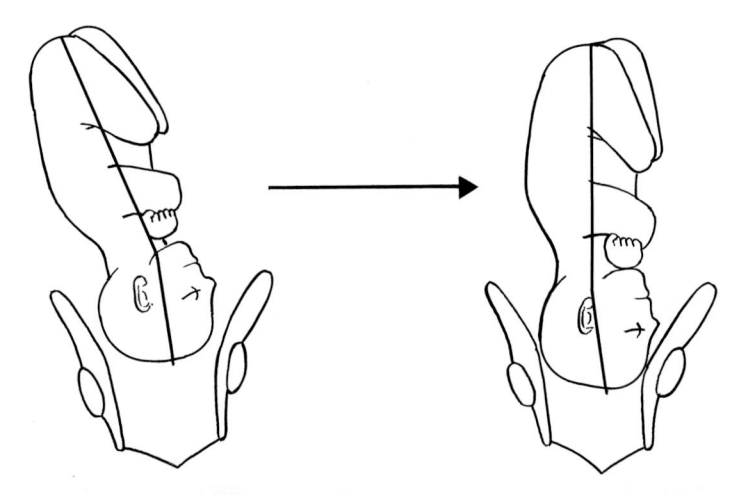

図52　反屈位の成立（Duncan）
陣痛にて胎児躯幹軸は子宮縦軸に一致するが、児頭はそのままの状態にとどまるため、反屈位となる。

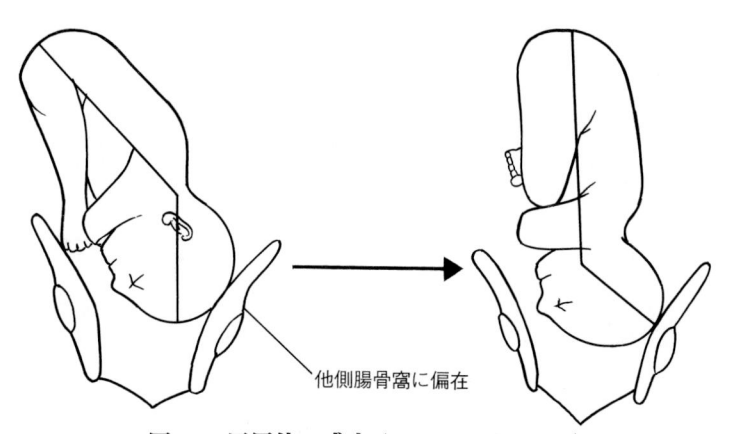

他側腸骨窩に偏在

図53　反屈位の成立（Schröder & Bunn）
胎児躯幹軸は子宮縦軸に一致するが、児頭はそのままの状態で固定されて、反屈位となる。

第4章　反屈位分娩（第1回旋異常分娩）

【分娩様式（児頭が母体の前面を向く場合と後面を向く場合）による児頭娩出時の相違点】

　前頭位，頭頂位分娩などでは，先進部が前方に向かって回旋するため娩出時には，児頭が母体の前方を向いて娩出し，正常分娩（前方後頭位）の後方を向く場合とは産道通過時，児頭娩出時に両者の間に大きな差が生じる．

前方後頭位
産道彎曲部で屈位より反屈位へ，発露でさらに反屈する必要があるが，これらの変化は容易である．

前頭，頭頂位
産道彎曲部で屈曲し，発露でさらに屈曲する必要があり，これらの変化に時間を要し，遷延分娩の傾向となる．しかし，屈位である後方後頭位と比較して反屈位の方がこの変化は容易である．

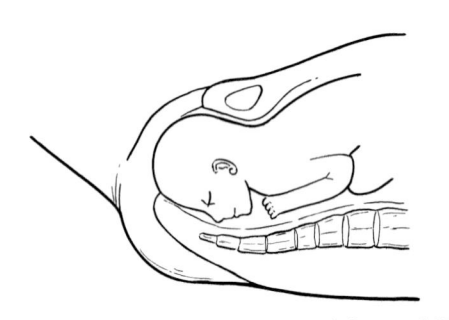

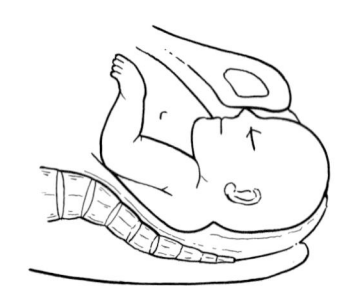

図54　産道通過時の相違点

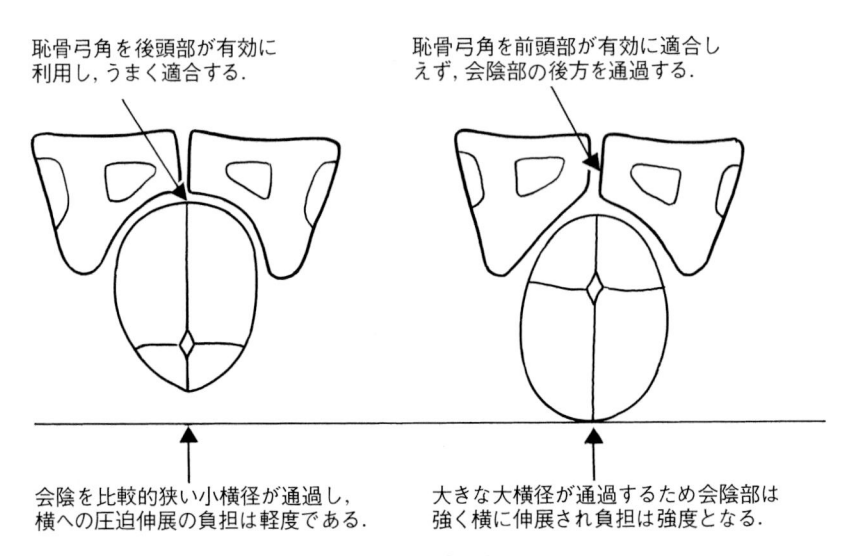

恥骨弓角を後頭部が有効に利用し，うまく適合する．

恥骨弓角を前頭部が有効に適合しえず，会陰部の後方を通過する．

会陰を比較的狭い小横径が通過し，横への圧迫伸展の負担は軽度である．

大きな大横径が通過するため会陰部は強く横に伸展され負担は強度となる．

図55　児頭娩出時の相違点

1. 頭 頂 位

　大，小泉門との中央の頭頂部が先進し，児頭は屈曲も反屈もしない中立の状態にある．前頭―後頭平面で入口部に進入し，分娩経過は緩慢であり，その経過は一般に矢状縫合は横径に一致し，大，小泉門が同じ高さで骨盤底に到達した後，以下3つの分娩経過をたどる．
　①前方後頭位：児頭が屈曲し，後頭部が前方に回旋して以後正常な前方後頭位の分娩経過をたどる．
　②低在横定位：骨盤底で矢状縫合は横径に一致したまま低在横定位の状態で分娩は停止する．
　③後方後頭位：後頭部は後方の仙骨側に，前頭部は前方の恥骨結合側に回旋し，以後は後方後頭位と同じ分娩経過をたどる．

【分娩経過】
第 2 回旋
　小泉門が前方（または後方）大泉門は後方（または前方）に回旋し，骨盤出口では矢状縫合が前後径に一致する．
第 3 回旋
児背が前方の場合　項窩が恥骨結合下に支えられ児頭は伸展反屈分娩する．
児背が後方の場合　前頭毛髪生え際の部位が恥骨結合下に支えられ，児頭は前屈

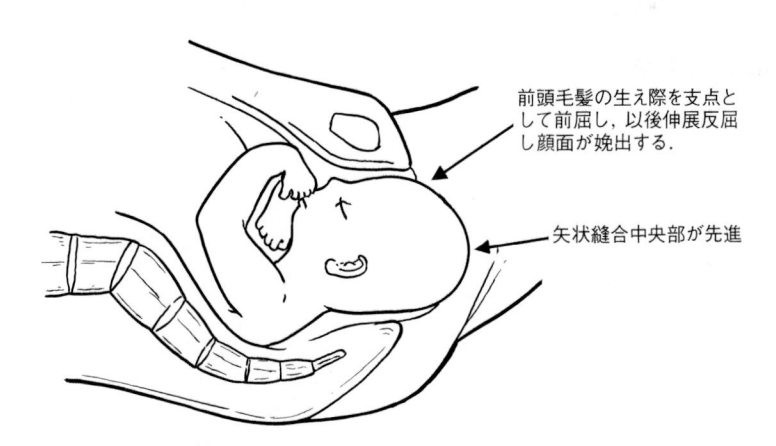

図56　第3回旋（児背が後方の場合）

第4章 反屈位分娩（第1回旋異常分娩）

し，後頂部が娩出され，次いで児頭の伸展反屈により，顔面が娩出する（**図56**）．

2．前　頭　位

　一番軽度な反屈位で，大泉門が先進する以外，分娩経過は頭頂位とほぼ同様である．
　児背が後方に回旋した場合で，児背が前方に回旋する場合はまれである（**図57**）．
　大泉門が先進し，入口部への進入は矢状縫合が横または斜径に一致し，第2回旋で大泉門は前方に回旋しながら下降し，闊部では斜径に，出口部では前後径に一致する．

← 大泉門が先進し，前方に回旋

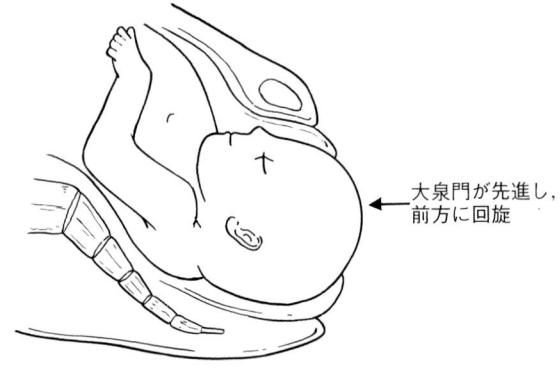

図57　児頭の排臨

1）第 2 回旋
　大泉門が前方に回旋し，後方の回旋は極めて稀である．
　前方へ回旋した児頭部分の方が，後方の部分よりも触れやすく，大泉門が骨盤軸上にあり，小泉門がこれより後方で高い（**図58**）．

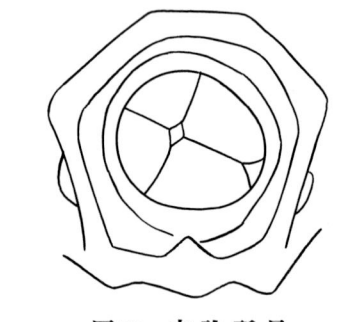

図58　内診所見

　大泉門が恥骨弓下に現れると，眉間の頸髪発毛部位が恥骨結合下縁に支えられて第3回旋が生じ，児頭の屈曲運動により頭頂，後頭が娩出する．
　次いで児頭の反屈運動により恥骨弓下より額，顔面，頤部の順で娩出する（**図59**）．

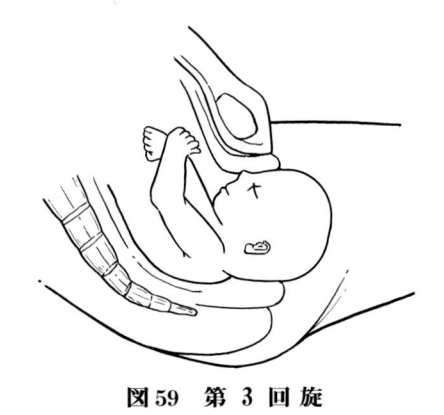

図59　第 3 回旋

2）分 娩 経 過
　頭頂位，前頭位は産道通過面が広く，産道彎曲部では児頭の屈曲がより強くなる必要があり，出口部では後方を大横径が通過することから，会陰部への負担が増加

● 34 ●

することなどから，分娩時間は遷延し介助処置として吸引分娩が多用される．

3. 額　　位

　分娩経過中一過性に額位となるも，後頭位，顔位に変わりやすく，最後まで額位の例はまれである．反屈位の約5％と最も少なく，分娩経過は緩慢である．通過面は縦位分娩の中で最大であり，かつ応形機能が難しく，遷延分娩となる場合が多い．
　児が小さい場合は自然分娩は可能である．また，CPDがなければ約40％は経腟分娩可能とされているが，なかなか困難である．

　内診にて鼻根，眼窩と大泉門が同じ高さに触れる．鼻や口は高くて触れにくい（図60）．

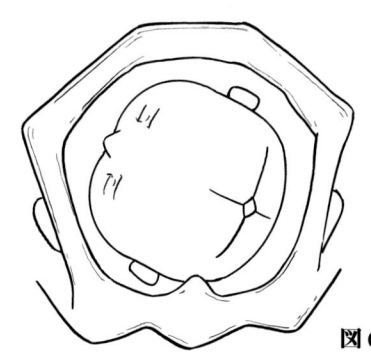

図60　内診所見

　顔面全体はすでに骨盤内に進入しても，後頭部はなお入口上にある（図61）．

　第1回旋で前頭縫合が横径に一致し，前額が先進し，第2回旋で前額が前方，まれに後方に回旋して下降し，闊部で斜径に一致し，出口部で前後径に一致する．

図61　児頭の下降

　児頭の娩出はまず第3回旋として強く屈曲して額，前頭，後頭を会陰より滑脱し，ついで第4回旋で反屈し，鼻根部を恥骨弓下を支点として顔面が娩出する（図62）．

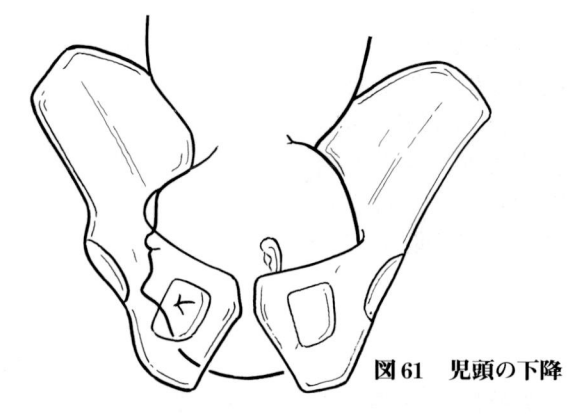

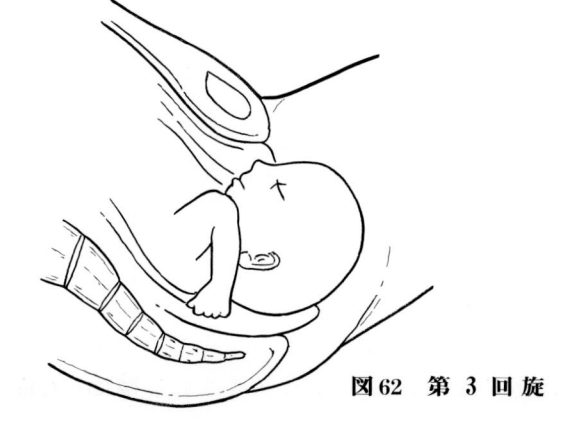

図62　第3回旋

第4章　反屈位分娩（第1回旋異常分娩）

以上のごとく，児頭の娩出に二重の運動がなされる．

4．顔面位

頤部が先進，全分娩の0.2～0.3％，経産婦は初産婦の2～3倍多い．無脳児の5％は顔面位で奇形が含まれる．80％前後は経腟分娩可能であり，最初から顔面位であることはまれで，大部分は続発性である．

　骨盤腔が空虚で大きな胎胞のみを触れる場合がある．
　破水後眼窩，鼻，口腔などを触れるが，長時間経過後では顔面が変形して明確に触れにくい．凹凸を軟らかく触れ，無脳児，骨盤位と鑑別する必要がある（図63）．

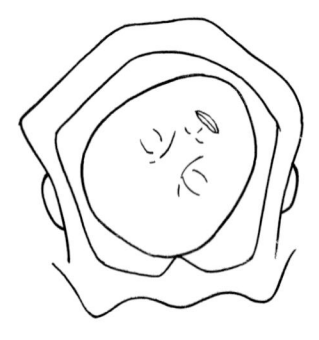

図63　内診所見

　先進部の顔面が坐骨棘に達しても大横径を含む面は入口面上にある（図64）．

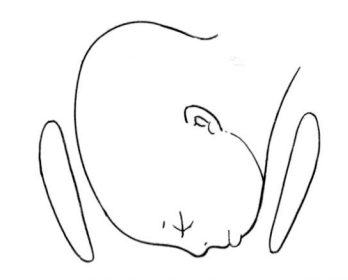

図64　顔面位先進部の下降状態

　脊椎圧が強度となり反屈が完成し，同時に児の腹面が恥骨結合の方に向く（図65）．

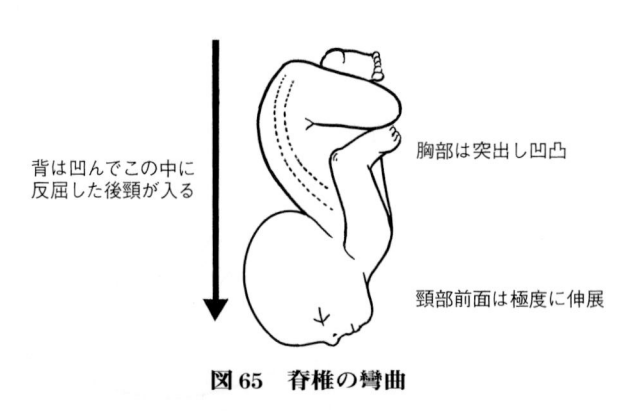

背は凹んでこの中に反屈した後頸が入る

胸部は突出し凹凸

頸部前面は極度に伸展

図65　脊椎の彎曲

4. 顔 面 位

1) 分娩経過
　後頭位における小泉門は頤部に，矢状縫合は顔軸に，児背は顔位の腹面にそれぞれ相当して先進し回旋する．先進部が軟らかなため陣痛の刺激作用が弱く，微弱陣痛になりやすく分娩は遷延する．

【頤部前方顔位の児頭娩出】
　喉頭前面を恥骨結合下縁にあてて支点とし，反屈していた児頭を屈曲させ頤部，大泉門，頭頂，後頭部の順に会陰を滑脱する(図66).

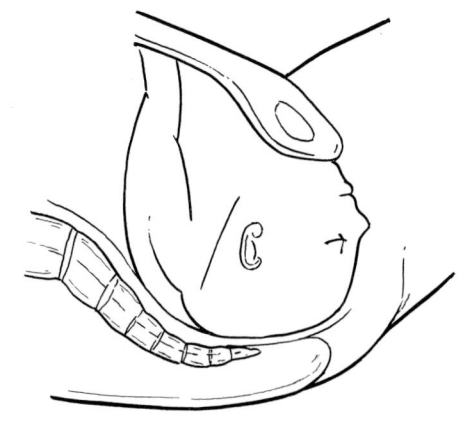

図66　頤部前方顔位

【頤部後方顔位：経腟分娩不可】
　頤部が後方に回旋すると，産道彎曲部ですでに極度に反屈した児頭が，発露ではさらに反屈する必要があるが，後頭部が背中につかえて反屈しえない．また，後頭部，肩，胸部とともに骨盤に進入しなければならず，これらは困難であり，経腟分娩は不可能である(図67).

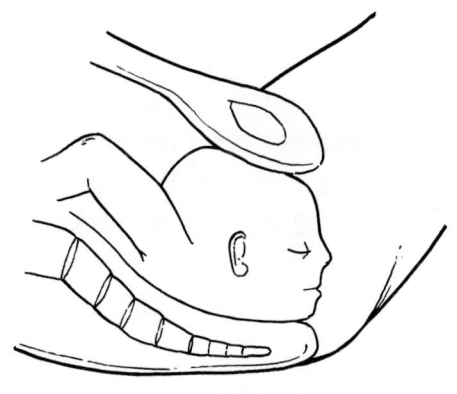

図67　頤部後方顔位

2) 娩出児
　生後1週間経過しても顔面は腫脹，紫赤色を呈し，眼瞼は腫脹して開眼しえず，口唇も腫脹し哺乳が困難な場合が時にある．

5 第2回旋異常分娩

　第2回旋の異常分娩として，1．後方後頭位，2．高在縦定位，3．低在横定位の3種類の分娩様式がある．

1．後方後頭位

　入口を通過してから後頭部（小泉門）が恥骨側に回旋しないで，仙骨側に向かって回旋下降する状態を後方後頭位という．頻度は全頭位分娩の1～5％前後である．分娩は遷延し，正常分娩に比して母児予後はやや悪く胎児仮死に注意する必要がある．

1）遷延分娩となる理由

　児の顔面は上を向いて娩出するため，会陰を後頭下，大泉門平面あるいは後頭下，前頭平面（径10cm，周囲32cm）の大きな周囲面が通過し，さらに狭い恥骨弓下を広い前頭部が通過するため骨盤底部，会陰部への抵抗がより大きくなる．
　児が産道彎曲部に到達すると，正常の前方後頭位では屈位から反屈位へと変化して産道彎曲部に適合しやすいが，後方後頭位ではすでに児頭は極度に屈曲していて，強く伸展した頭部後面と産道彎曲部とが適合しにくい（図68）．

【児頭の後頭部が後方（母体の背側）にある場合】
　反屈位では産道彎曲部で児頭の屈曲が多少可能なため，産道彎曲部における適合が比較的容易であり，屈位よりも反屈位の方がむしろ分娩は容易である．

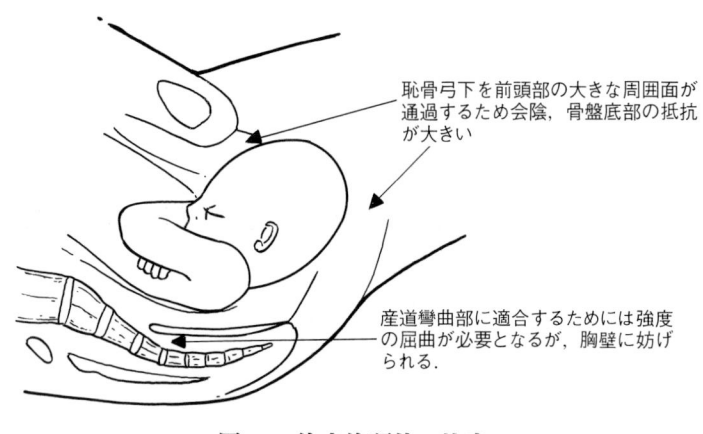

図68　後方後頭位の娩出

2）後方後頭位の分娩経過（図69）

（1）後頭を後方または斜め後にしたまま入口に進入しえず入口上で停止（a）．

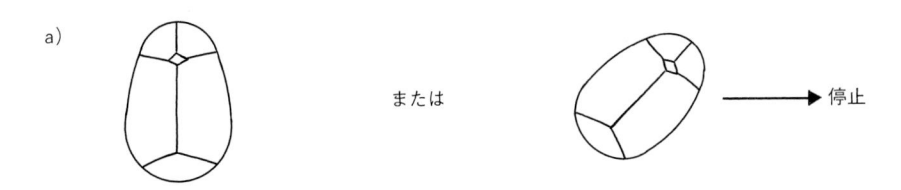

a) ーーー または ーーー → 停止

（2）前方に45度回旋したままで止まり，低在横定位で停止（b）．

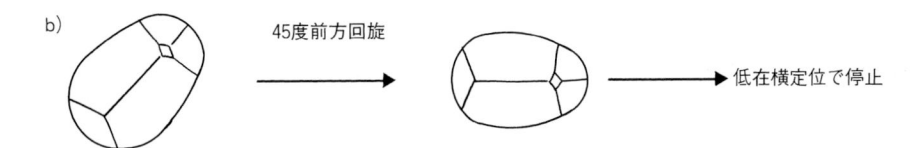

b) ーー 45度前方回旋 → ーー → 低在横定位で停止

（3）後方に45度回旋し，持続性後方後頭位となる（c）．

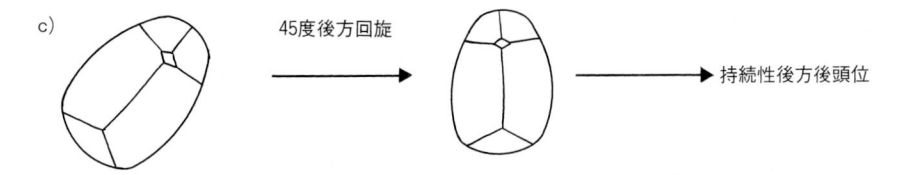

c) ーー 45度後方回旋 → ーー → 持続性後方後頭位

（4）135度回転して後頭部が恥骨結合部にまで回旋（2/3），以後正常の前方後頭位分娩として経過する（d）．

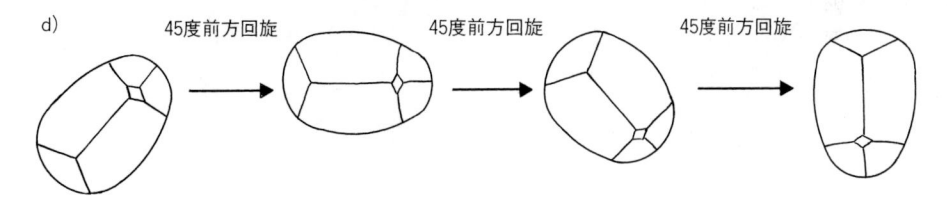

d) ーー 45度前方回旋 → ーー 45度前方回旋 → ーー 45度前方回旋 → ーー

図69　後方後頭位分娩の様式と経過

【後方後頭位と前方前頭位との区別（先進部の区別）】

どちらも顔が上を向いて娩出するが，後方後頭位は前屈位であり，先進部が後頭部であるに対して，前方前頭位は反屈位であり，先進部が頭頂から額部である点において両者に違いがある．

第5章　第2回旋異常分娩

2．高在縦定位

　骨盤入口上で矢状縫合が前後径に一致したものが高在縦定位であり，入口下部から闊部上部で矢状縫合が前後径に一致したものは，中在縦定位である．
　後頭前方の場合が後頭後方高在縦定位よりも多い．
　頻度は0.3～0.6％で，CPDがないか，児が小さい場合には自然分娩が可能である．
　縦径が横径より長い楕円形，円形の骨盤異常や子宮筋腫，胎盤付着異常，子宮奇形の場合などにみられる．

1）後頭前方高在縦定位
　児頭の変形または変形なしに，縦径→斜径→縦径へと矢状縫が回旋し，50～70％が自然経腟分娩する（図70）．

2）後頭後方高在縦定位
　縦径のまま強度に屈曲して骨盤を通過，この場合はまれに 縦径→斜径→横経→斜径→縦径と180度回旋した後に，正常の前方後頭位として自然経腟分娩する（図71）．

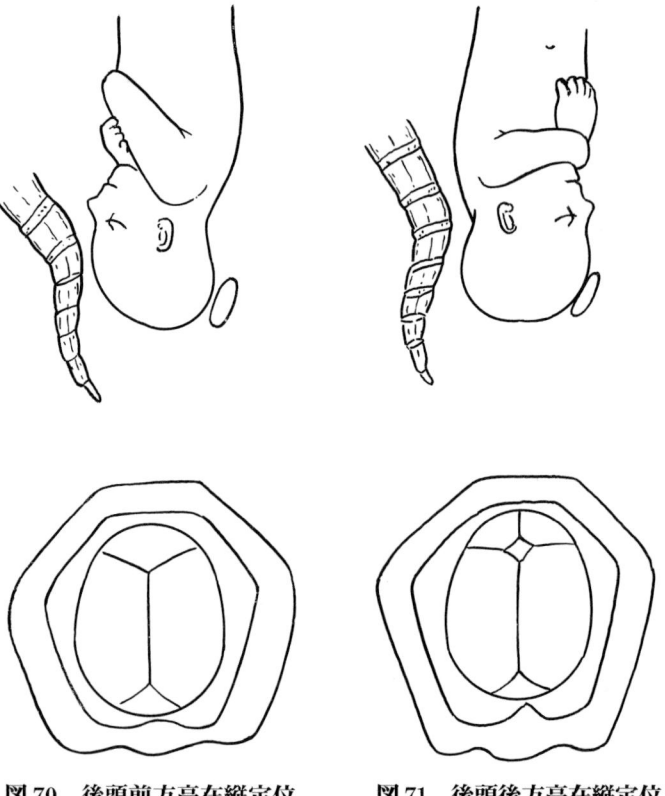

図70　後頭前方高在縦定位　　図71　後頭後方高在縦定位

3．低在横定位

骨盤底に達した児頭の矢状縫合が，骨盤出口の横径に一致したままの状態をいう．前屈が軽度のため頭頂位をとることが多く，大，小泉門が同じ高さにある．

仙骨前彎が消失した平坦な扁平骨盤などでは，前方へ回旋しえず横径のままとなり，低在横定位となる（**図72**）．

後頭部が前方または後方に回旋しない限り分娩は停止する．前方または後方に回旋した場合は分娩可能となる．

ごくまれに児が小さい場合，産道彎曲部で側屈して矢状縫合が横径に一致したまま娩出されることがある．

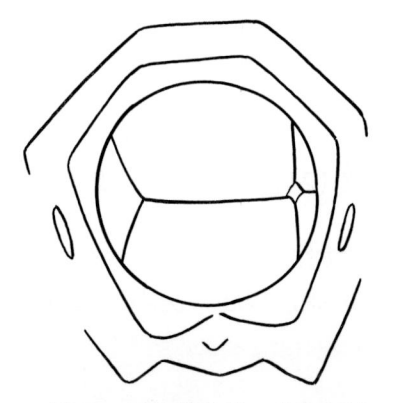

図72　低在横定位の内診所見
前屈が軽度のため，大，小泉門が同じ高さの場合が多い．

第6章 軸進入の異常

6 軸進入の異常

●不正軸進入では娩出力の中心が骨盤の中央に集中しないため遷延する．

1．前頭頂骨進入と定位

　後在頭頂骨が仙骨岬の抵抗を受けて一時的に下降が停止し，この部位が挺子の支点となり，前在頭頂骨は子宮内圧を大きく受けて前在頭頂骨の下降を促し，より深く入口に進入して，矢状縫合は強く仙骨側に接近する．そして，後在頭頂骨は前在頭頂骨の下に重なり合う（図73）．

2．後頭頂骨進入と定位（24％下降可能であるが困難）

　後方頭頂骨が仙骨岬に滑りこむと，耳の後の上の部分を仙骨岬に当て，ここを回転点として横軸回転して前在の頭頂骨が骨盤内に滑り込む（骨盤腔に余裕がある場合）（図74）．

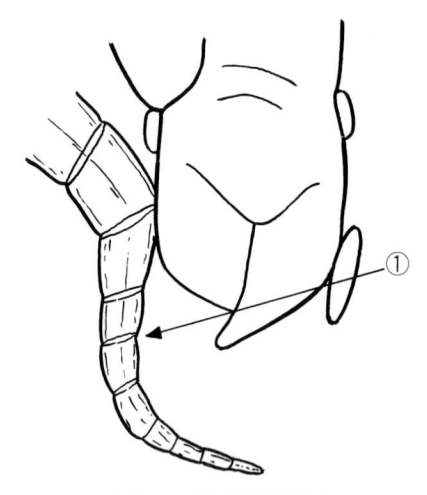

図73　前頭頂骨進入
①前在頭頂骨の先進下降に必要な空間が，仙骨岬下の仙骨彎曲腔に存在することから，下降は容易である．

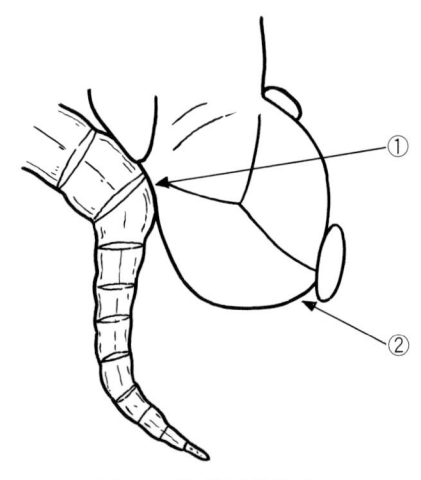

図74　後頭頂骨進入
①後方に突出した後在肩甲部が母体の脊柱で強い抵抗を受ける．
②後在頭頂骨骨縁と恥骨との空間が十分でなく，分娩は障害されやすい．

7 骨盤位

●縦位であるが，胎児の下降部が骨盤端の場合である．

1．頻　　　度

妊娠週数が増すにつれ，自己回転により頭位に変換する．
妊娠24週未満：50%前後，24〜28週未満：約35%，28〜32週未満：約16%，妊娠末期：4%前後．

2．骨盤位の種類とその頻度（図75）

殿　位：単殿位　　58%
　　　　複殿位　　18%
足　位：全足位　　19%
　　　　不全足位　 7%

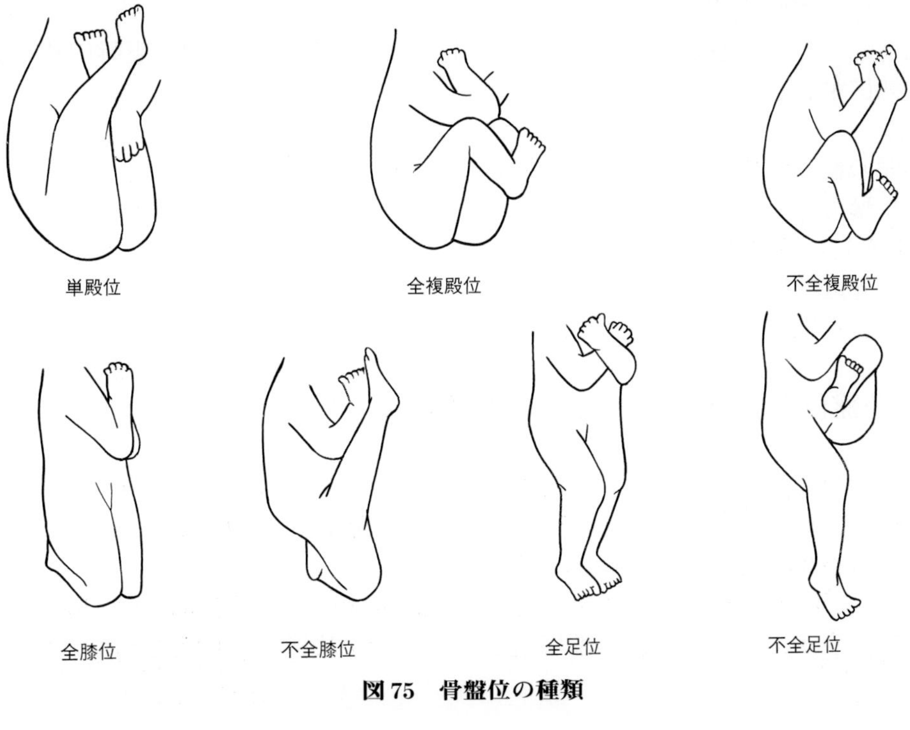

単殿位　　　　全複殿位　　　　不全複殿位

全膝位　　　不全膝位　　　全足位　　　不全足位

図75　骨盤位の種類

膝　位：全膝位と不全膝位あわせて約1％，殿位約70％，足位約30％前後の比率で膝位1％と最も少ない．

3．骨盤位の成立

児頭はコンパクトで狭い子宮下部には殿部よりも密着しやすく，殿部はむしろ広い子宮腔の子宮底部において，安定適合するとも考えられている．

骨盤位と胎盤附着部との関係は，胎盤が卵管角部に付着した場合に骨盤位がみられ，胎盤が卵管角部に付着すると，子宮下部と相似した空間が子宮底部に形成され，骨盤位が成立するとの説もある．

4．骨盤位の診断

超音波断層診断装置で明確に診断しえるが，この装置が手元にない場合の診断方法は，
(1) 自　覚　症
・胎動を下方に多く感じる．
・予定日近くなっても季肋部が軽くなった感じがない．
(2) 触 診 所 見
・子宮底部に硬くて丸い浮球感のある部位が触れる．
・柔らかく境界不鮮明な部位を子宮の下方に触れる．
・頭部突出を子宮の下方に触れない．
・子宮底長が妊娠週数に比して長い．
・先進部上方に球状のクビレがなく，上方に末広がり状に胎児躯幹に移行する状態に触れる．
(3) 聴　　診
・胎児心音が臍部より上方で最も聴きやすい．
(4) 内 診 所 見
・下降部がやや高い．
・下降先進部に硬くて丸い部分を触れない．
・柔らかく不整形の部分を触れる．

5．骨盤位と頭位分娩との大きな相違点

(1) 児頭が応形機能による変形のないまま，最大周囲径として最後に娩出する．
(2) 臍帯が頭部より先に娩出するため，児頭と骨盤との間に挟圧されて臍帯血流が遮断される時期を必ず経て娩出する．
(3) 下降先進部が柔らかく小さいため，頸部神経節への圧迫刺激が乏しく，微弱陣痛になりやすい．また骨盤膝部に適合しにくいため遷延分娩となりやすい．

6．骨盤位分娩の取り扱い方

（1）子宮口が全開大するまでは臍帯下垂，脱出に注意しながら努責などを避け，むしろ娩出を抑制させるようにして経過をみる．
（2）母児が安全である限り，肩甲骨下端が娩出するまでは人工操作を加えないで，自然の分娩経過に委ねて待機する．
（3）肩甲骨下端が娩出した時点で，より迅速に牽引術により児頭の娩出を図る．この時期は臍帯が児頭と骨盤入口との間に挟圧されて血流が遮断されていて，この時間をできうる限り短縮する必要がある．

7．骨盤位分娩における児への影響

1）低酸素症，仮死率が高い
児頭娩出までに，程度の差はあるが一時的に臍帯の挟圧により，臍帯の血流遮断を受けること，そして最大径の児頭が最後に娩出し，その娩出に手間取ることから頭位に比してその率は高くなる．

2）頭蓋内出血の多発
応形機能のない児頭を牽引により急速に娩出させるため，頭部に強い圧迫を受けて生じる．死亡例の43％に頭蓋内出血死の報告もある．内出血の原因は機械的因子以外に低酸素症による出血傾向となる化学的因子の関与もある．

3）臍帯下垂，臍帯脱出
頭位と異なり先進部が小さいため，臍帯下垂，臍帯脱出を生じやすく，その頻度は頭位0.5％以下に対して殿位約1.7％，足位約14％と高率である．

4）分娩時骨折
牽引に際して鎖骨，上腕，大腿骨に骨折をきたす場合がある．

5）分娩麻痺
児頭娩出の際，頸部が過度伸展され頸部神経麻痺をきたす．
（1）Erb型麻痺：C5〜C6神経麻痺
前腕内転内旋，肘関節伸展，上腕挙上不能，手掌を内側から外側に向けて捻る形で，運動性に欠ける状態で，予後良好である．
（2）Klumpke型麻痺：C7〜Th1神経麻痺
前腕は上腕に屈曲，手指屈筋麻痺にてHand dropの型をとる．
（3）横隔膜麻痺：C3〜C5
患側の横隔膜が挙上され，呼吸障害を伴う．
（4）斜頸，股関節脱臼が頭位に比して多い．

8．経腟か帝切分娩か

（1）児体重が2,500g未満では胎児の未熟性や予備能低下のため，また3,500g以上では胎児円柱が産道膝部で適合困難となり遷延しやすいため，帝切分娩の方が望ましい．

（2）反屈位の場合，大きな周囲径で産道を通過するため脳脊髄障害をきたしやすく，帝切分娩の方が良い．

（3）CPDを除外する．産科学的真結合線と児頭大横径（BPD）との差が2cm以上の場合，CPDは除外され経腟分娩は可能とされている．

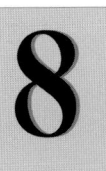

8 分娩進行の捉え方と記録

1．分娩経過表（パルトグラム：Partogram）

　分娩進行とともに産道，胎児そして陣痛の3要素は時々刻々と変化し，その過程を時間的に捉える必要がある．
　パルトグラムは分娩進行の変化を経時的に記録し，客観的に評価しやすくするために図示したものである．記載項目が多すぎると煩雑になり，実用に適さない．施設により色々工夫され，種々のものが使用されている（**表6**）．
　時間的にチェックする項目は，陣痛周期，子宮口開大，胎児心拍数，先進部下降度，回旋所見が，多くのパルトグラムに共通して図示される項目である．ほかに頸管の硬度，展退，破水などを記載するものもある．
　記録されたパルトグラムより分娩進行状態が容易に理解でき，また正常か異常かをスクーリニングしえる利点がある．

2．フリードマン曲線

　Friedmannは1954年，分娩時間と子宮口開大との関係を図式化し，さらに児頭下降曲線を加え，分娩を機能面で図示分析したもので，フリードマン曲線と呼ばれている（**図76**）．

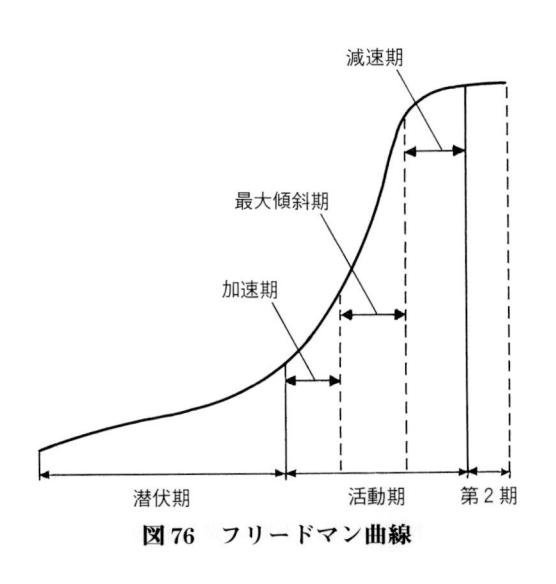

図76　フリードマン曲線

1）潜　伏　期

子宮収縮の開始から子宮口開大曲線が上昇するまでの時期で，子宮口は軟化，展退する開口準備期である．

2）活　動　期

子宮口が開大をはじめ，全開大するまでの期間．

（1）加　速　期

活動期の最初の部分で児頭の下降開始時期．

（2）最大傾斜期

頸管開大が直線的に増加する時期．

3）減　速　期

児頭の下降が最も進行する分娩第2期に移行する時期．

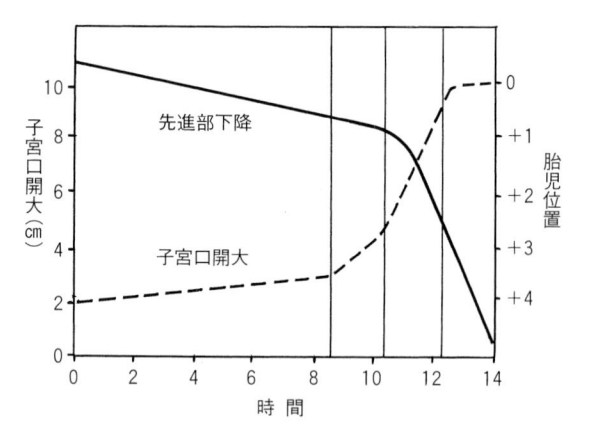

図77　分娩時間と子宮口開大，先進部位置

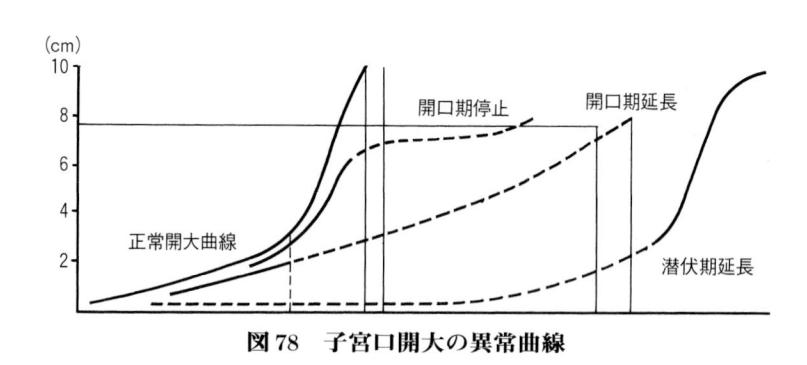

図78　子宮口開大の異常曲線

図79　児頭下降の異常曲線

2. フリードマン曲線

表6　分娩経過表

（国立京都病院）

氏名　　　　　　　殿（　歳）初, 経													
合併症			予定日　　月　　日 SS　　W　　T			陣痛開始 　月　日　時　分				破水（自然, 人工） 　月　日　時　分			
病　　日													
観　察　者													

下降度	児心音	陣痛	30分	30分	30分	30分	30分	30分	30分	30分	30分
−2											
−1		5分									
0	150										
+1	140	4分									
+2	130										
子宮口 全	120	3分									
8	110										
6	100	2分									
4	90										
2	80	1分									
0	70	30秒									

先進部の状態					◯	◯	◯	◯	◯	◯	◯	◯	◯
		0	1	2	3								
開大度（cm）		閉	1〜2	3〜4	5以上								
展退度（％）		0〜30	30〜60	60〜90	90〜								
児頭下降度		−3	−2	−1.0	1.2								
硬　　　度		硬	中等	柔	−								
頸部位置		後	中央	前									
計													

観察処置	
判断計画	

記載要領　陣痛間欠：・　　陣痛発作強：◯　中：△　弱：×　　間欠5分以上のときは最上段線に書く
　　　　　破水（人工のときは下に人工と書く）：♎　前（早）期破水：♎　　下降度：×
　　　　　メトロ（コルポ）：⟵　　　　　　　　O, T(BG)：⟵　　　　開大度：●

3．先進部下降度の表示（De Lee の station）

　左右の座骨棘間を結ぶ線より上方を(－)，下方を(＋)とし，座骨棘間線との距離を cm 単位で表す（図80）．
　骨盤腔内の4区分法では児頭の下降度を明確に把握することが臨床的に困難であることから，Hodge の平行面よりも本法が実用的であり多用されている．

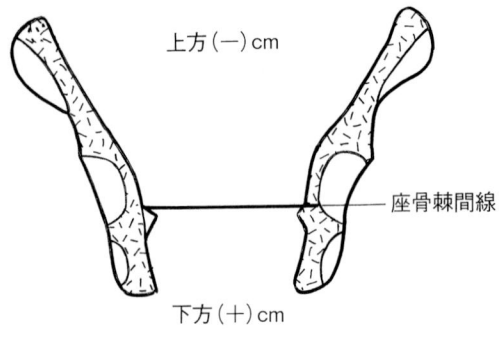

図80　De Lee の station による表示法

4．Bishop score（内診所見採点）

　Bishop は選択的分娩誘発に対する内診所見の採点法として pelvic score を提唱した（表7）．スコアが9点以上では全例が分娩誘発に成功し，9点以上では自然分娩発来が間近であることを推察しえると報告した．
　頸管成熟（開大，展退，軟化）を示す1指標として使用されている．

表7　Bishop score

	0	1	2	3
頸管開大（cm）	0	1～2	3～4	5～6
展　　退（％）	0～30	40～50	60～70	80～
児頭位置	－3	－2	－1～0	1～2
頸部硬度	硬	中	軟	
子宮口位置	後	中	前	

0～4点：未熟，5～8点：やや成熟，9点以上：成熟

5．骨盤内における位置の表示

　産婦の骨盤平面の位置を図81のごとく略語で示す．
　下向部の1ヵ所を方位点とし，これを以下の略語で平面上に示す．
　後頭＝O：occiput，顔＝F：front，頤部＝M：mentum，仙骨＝S：sacrum，肩甲骨＝Sc：scapula
　骨盤位は S，横位は Sc が用いられる．
〔例　示〕
　後頭位で下向部が5時近くにあれば LOP と表示する．
　顔面位で下向部が10時近くにあれば RFA と表示する．

恥骨側（前方）

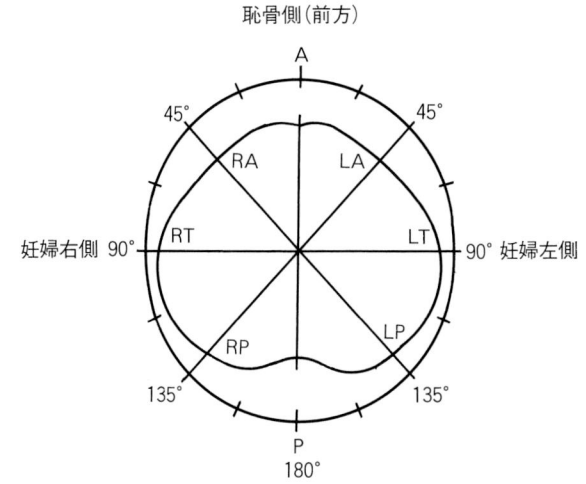

前＝A：anterior,
左前＝LA：left anterior,
左横＝LT：left transverse,
左後＝LP：left posterior,
後＝P：posterior,
右後＝RP：right posterior,
右横＝RT：right transverse,
右前＝RA：right anterior

仙骨側（後方）

図81　骨産道内の位置表示法（国際的表示法）

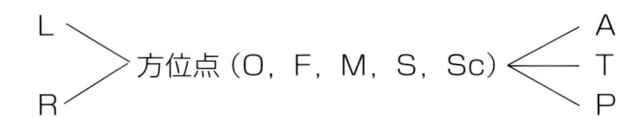

L＞
R＞ 方位点（O, F, M, S, Sc） ＜A T P

6．骨盤腔内の児頭位置

　骨盤腔は4つの腔間に区分されている．しかし，実際に内診した場合，触知しえる部分は恥骨結合の裏面と坐骨棘の2ヵ所にすぎない．
　したがって，骨盤腔内の児頭の位置を確認するには，これら両者を基準にし，さらに矢状縫合の方向を参考にし，骨盤腔内の児頭の位置を診断する（**表8**）．

★　児頭の下降は時々刻々と変化し，児頭の下降を的確に把握することが正常か異常かを区別するのに重要な指標となる．
　児頭の下降に異常が見いだされたならば，産道，陣痛の異常へと原因を追求していくことが大切である．

表8　骨盤腔内の児頭の位置

骨盤腔	恥骨結合	Station	坐骨棘	矢状縫合
入口面の上	全面触れる	＞－3	触れる	横
入口面	2/3	－3	触れる	横
闊部	1/2	±1	やっと触れる	斜め
峡部	下縁のみ	＋2	触れない	前後
出口部	触れない	骨盤腔触れず	触れない	前後

第8章　分娩進行の捉え方と記録

【遷延分娩】
初産婦では分娩所要時間が30時間以上，経産婦では15時間以上の場合をいう．

【経腟分娩可能状態】
分娩経過中，以下の状態となれば経腟分娩可能といえる．
①Hodge第2平行面より先進部が2cm以上下方にあるとき．
②先進部がStation 0にあるとき．
③恥骨結合裏面を半分以上触れないとき．
④頤部が恥骨結合上縁より2横指径以内のとき．
以上の所見は児頭最大周囲径が骨盤入口面を通過した状態である．

9 分娩監視装置
CTG：Cardiotocogram, Cardiotocography

　陣痛による子宮筋の収縮により子宮筋層内を通して，絨毛間腔に流入する母体側の胎盤血流量は減少し，胎児側に負荷が生じる．
　この負荷に対する胎児心拍数の反応変化をみるために，胎児心拍数と陣痛周期とを経時的に並列記録し，胎児の状態を推測するのがCTGである．
　一般的に外測法として腹壁に装着した心音（ドップラー法）と陣痛Transducerより得られる信号を上段に胎児心拍数，下段に陣痛を経時的に記録し，描かれた両曲線の関係から胎児の状態を評価している（図82）．
　胎児心拍曲線については胎児心拍数基線，胎児心拍数一過性変動，胎児心拍数基線変動の3項目について判読されている．

1．胎児心拍数図の基本事項

胎児心拍数基線（heart rate baseline）
　子宮収縮，陣痛，胎動などストレスを受けていない静かな状態の10分間程度の平均的な心拍数をいう．
　120〜160/分（bpm；beat per minute）が正常範囲である．
　胎児心拍数は妊娠週数によって異なり，妊娠11週頃が最も高く，170〜180bpmとなる．

心拍曲線
目盛り30〜240bpm

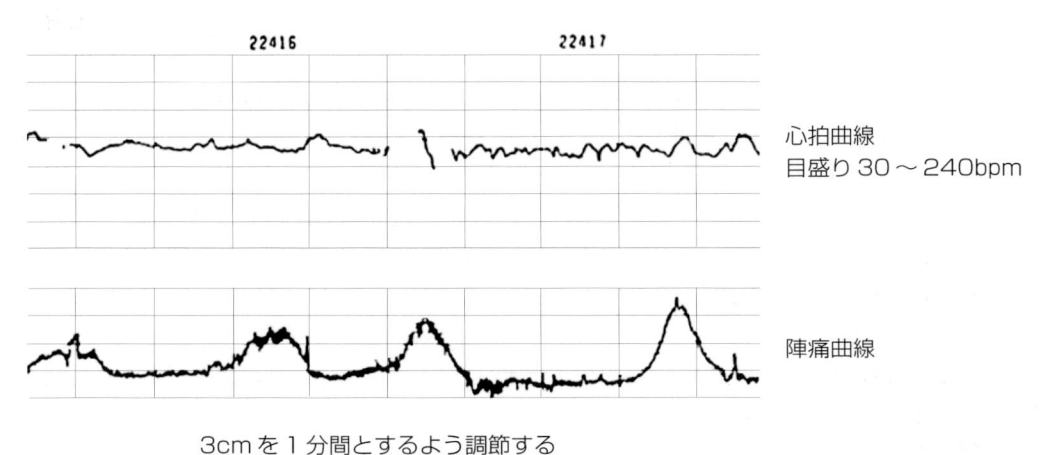

陣痛曲線

3cmを1分間とするよう調節する

図82　胎児心拍数陣痛図（CTG）

その後，副交感神経の発達により漸次減少し，妊娠16週頃は160bpm前後，妊娠末期では平均140bpmとなる．

(1) short term variability (STV)
心拍1個1個の細かな差で，肉眼的には判別が不可能であり，臨床的な意義は少ない．

(2) long term variability (LTV)
1分間2〜6回の比較的穏やかな胎児心拍数基線の変動で，一般に胎児心拍数基線変動と呼ぶときはLTVを意味している．

波形の大きさが5bpm以上の場合をvariabilityありと判定するが（図83），肉眼的に一見して波打っていると判別しえる場合は，baseline variabilityがあると考えてよい．

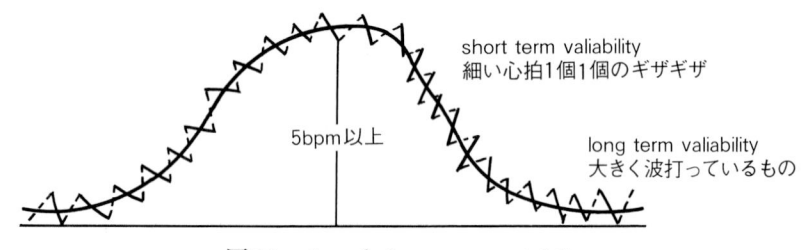

図83 short と long term variability

(3) variabilityの起因と意義
交感神経と副交感神経が互いに作用しあって元に戻そうとしている状態で，variabilityが見られる場合は，胎児の中枢神経，自律神経系の機能が正常で元気な状態（well being）である．

(4) variabilityの消失の場合
中枢神経系が抑制された状態であるかどうかの判定法の1つとして，児頭を内診指で上に突きあげ，胎動やaccelerationが生じる場合は，機能的に中枢神経系が十分作用していると考えてよい．

ごく軽度の低酸素状態の場合，刺激を与えれば回復してvariabilityが生じる．しかし，中枢神経系が全体に抑制されている場合は，回復せずvariabilityは生じない．variabilityの消失がみられる場合は，

①睡眠状態：寝ている場合で，刺激を与えるとvariabilityがみられる．
②胎児奇形：心室ブロック，水頭症，無脳児などの場合にみられる．
③未熟性：妊娠32週以下で胎児が未熟性の場合にもみられる．

(5) 危険な状態
variabilityが消失し，late decelerationが生じた場合は低酸素状態かさらに進んだことを意味し，危険な徴候である．

分娩監視装置でモニターしている際，まずvariabilityの有無に注目することがなにより重要である．

2．一過性頻脈（acceleration）

　心拍数が一過性に増加し，基準胎児心拍数より15bpm以上上昇し，15秒以上継続する場合で，胎動や子宮収縮により，交感神経系が刺激を受けてカテコールアミンが分泌され，その反応により心拍数が増加した結果である．
　子宮収縮により血液循環量は減少するが，このストレスに対して心拍数を増加させて，酸素の供給を維持させる生体の防御反応で，神経系を介することから，その反応は早いのが特徴である．
　一過性頻脈 acceleration が見られる場合は胎児は元気と考えてよい．

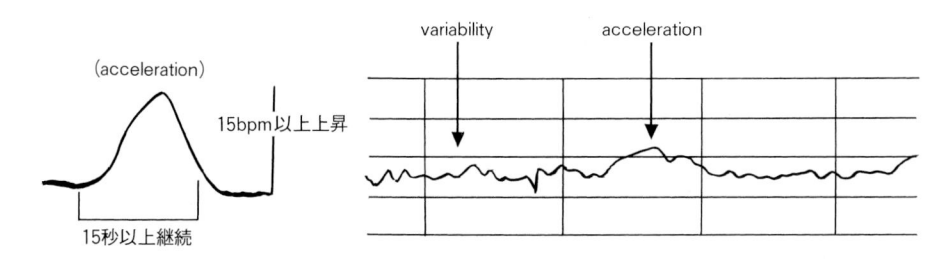

図84　一過性頻脈 acceleration

3．一過性徐脈（deceleration）

　脈拍数が一過性に減少する場合で，陣痛曲線のピークと心拍数の最低との時間的関係によって早発 early と遅発 late とに区別され，その状態と予後は異なる．

1）早発一過性徐脈（early deceleration）

　児頭への加圧現象によって生じる．そのメカニズムは児頭への加圧→頭蓋内圧亢進→高血圧→迷走神経反射により心拍数の減少をきたす．物理的な圧力と神経反射のため反応が非常に早く，陣痛のピークと心拍数の最低とが時間的に一致し，両者の波形は対称形である（**図85**）．本パターンはアシドージスや胎児仮死を示唆するものではない．

★ 毎回の陣痛ごとに early deceleration が生じる場合は，児頭がかなり下降して軟産道で圧迫を受けていることを意味している．正常分娩でも分娩第2期近くでみられる．

★ 骨盤入口上に児頭があるときには，大きな圧力が加わらないため通常は見られない．しかし，この時点で early deceleration が頻回に生じる場合は，児頭が骨盤入口上で大きな圧力を受けていることを意味しており，CPDの診断にもなる．

★ 骨重積が強く early deceleration が頻回に生じ，100bpm以下に低下する

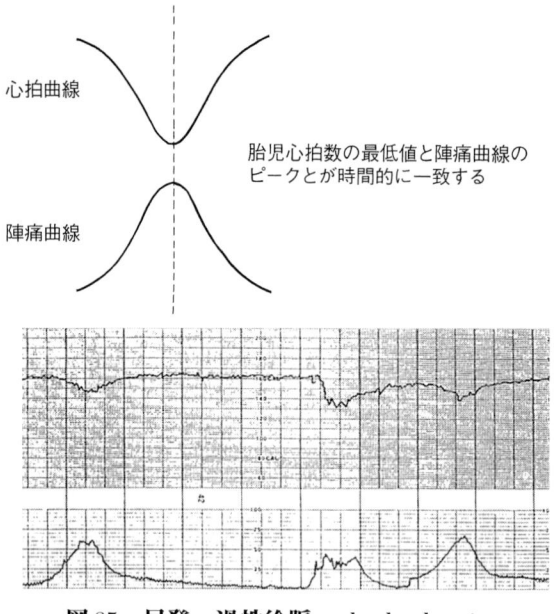

図85　早発一過性徐脈 early deceleration

場合は，相当な圧力が児頭に加わっていることを意味し，分娩進行を厳重に注意する必要がある．

2）遅発一過性徐脈（late deceleration）

　胎盤への圧迫により子宮胎盤循環血液量が減少して生じる現象で，胎児仮死徴候として厳重に注意する必要がある．通常は，陣痛発来により子宮胎盤循環血液量が減少しても，胎児は予備能を有していて，交感神経優位となり，心拍数を増加させカバーしている．late deceleration の発生は，交感神経優位がくずれ，胎児予備能を失ったことを意味している．

　この反応は，子宮収縮→胎盤胎児循環血液量減少→胎児低酸素症→胎児高血圧→迷走神経反射→心拍数減少と血液を介する反応のため時間を要し，胎児心拍数の最低値は陣痛曲線のピークに遅れて生じ，両者に時間的なズレをきたす（lag time）（図86）．

　本パターンは，子宮収縮により胎児低酸素症を呈する症例にみられ，基線細変動の状態とは関係なく胎児仮死と診断される．

★　1回のみの late deceleration は強いストレスがない場合であるが，胎児仮死を考えて注意する．毎回生じる場合は，急速墜娩を考えるべきである．対策として子宮収縮を弱め，体位変換などにより胎盤への圧迫を弱める．
　　頻回に出現した状態で経過すると，やがて valiability が消失し，低酸素状態となり児の予後は悪い．

★　IUGR（子宮内胎児発育遅延）で late deceleration が頻回に生じる場合は胎児仮死の確率は高く，分娩時にはさらにストレスが加わるため，帝王切開分娩になる場合が多くなる．

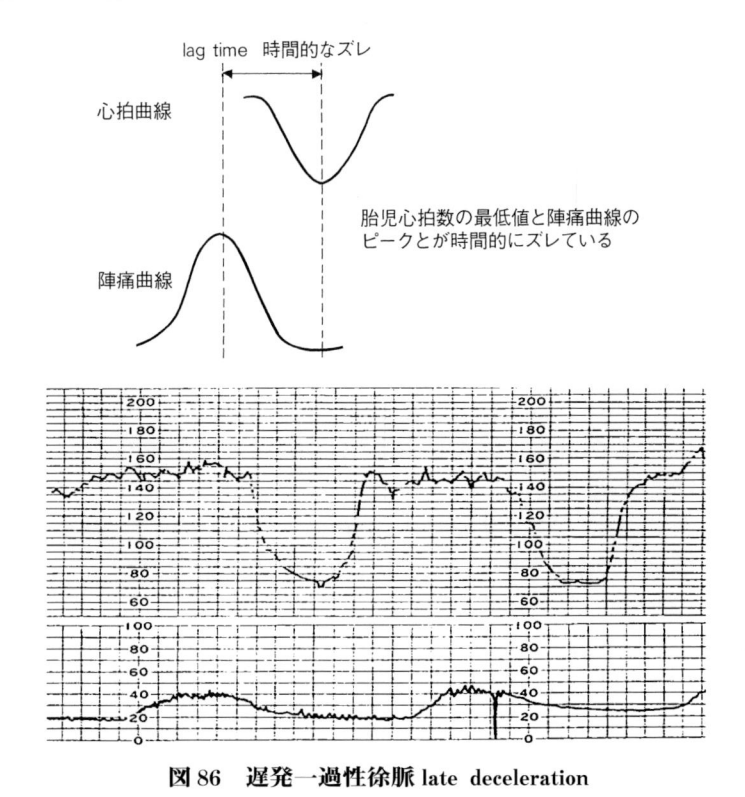

3. 一過性徐脈 (deceleration)

図86 遅発一過性徐脈 late deceleration

★ Lag timeは胎児低酸素症によるPO₂低下の血液が，絨毛間腔さらに臍帯静脈を経て頸部動脈の化学受容体を刺激し，反応するまでの時間であって，胎児血PO_2が本来低めであれば，子宮収縮の開始から心拍数の低下までのlag timeは短くなり，胎児本来の状態を反映している．

3）変動一過性徐脈（variable deceleration）

臍帯の圧迫により血流に障害が生じた場合にみられる．障害が生じても回復は早く，瞬間的に心拍数も大きく変化する．波形は子宮収縮と徐脈の時間的関係に一定の規定がなく，不規則なギザギザが出現し，U字形のタイプが多い．

メカニズムは，子宮収縮→臍帯圧迫→胎児への循環血液量減少→圧受容器を介しての迷走神経反射により心拍数の低下をきたす．しかし，臍帯は可動性であり，圧迫の箇所や程度も異なるため，心拍数も瞬時に変動して変化の激しい波形のvariable decelerationを形成する．しかし，臍帯に異常がある場合や，下垂など一定の場所に陥入している場合には，一定の規定に従った波形となる．

波形の特徴は心拍数の下降，上昇が急激であり，波形内に比較的大きな細変動がみられる．

本パターン自体は胎児の悪化を意味しないが，長く続く場合や頻回に生じる場合は，低酸素状態となる可能性がある．

分娩1期末から分娩までの時期に生じ，破水後の羊水の少ない場合や，臍帯の卵

膜付着，過短，過長，過捻転，巻絡の際に生じやすい．
　異常や正常時にもみられ，正常か異常かの判定は極めて困難である．
　variable deceleration の前にときどきaccelerationがみられる場合があるが，臍帯が圧迫を受けると，まず臍帯静脈の血管壁が薄いため，臍帯動脈より先に圧迫を受けて血流障害が生じ，軽度の低酸素状態となりaccelerationが生じる．さらに圧迫が強くなり，臍帯動脈も圧迫を受け血流障害をきたすと，心拍数は減少しvariable deceleration に移行する．
　臍帯動静脈が同時に圧迫を受けると，いきなりvariable deceleration をきたす．
　(1) variable deceleration の回復時波形の読み方
　①急激に直線的に回復する場合は，圧迫による血流障害より解放され，低酸素状態を残すことなく元気である．徐々に回復する場合は低酸素仮死状態を呈し，急速遂娩が必要な場合もある．
　②元の基準基線に急激に回復する場合は最もよい．しかし，基準基線よりも上に頻脈の形で戻る場合 (overshoot acceleration) は，胎児はダメージを受けているが，まだ反応力のあることを示している．
　③最悪のパターンは徐々に回復し，元の基準基線よりも徐脈の形でやや下にある場合で，ダメージを受けている状態にあり，胎児仮死としての対策が必要である．

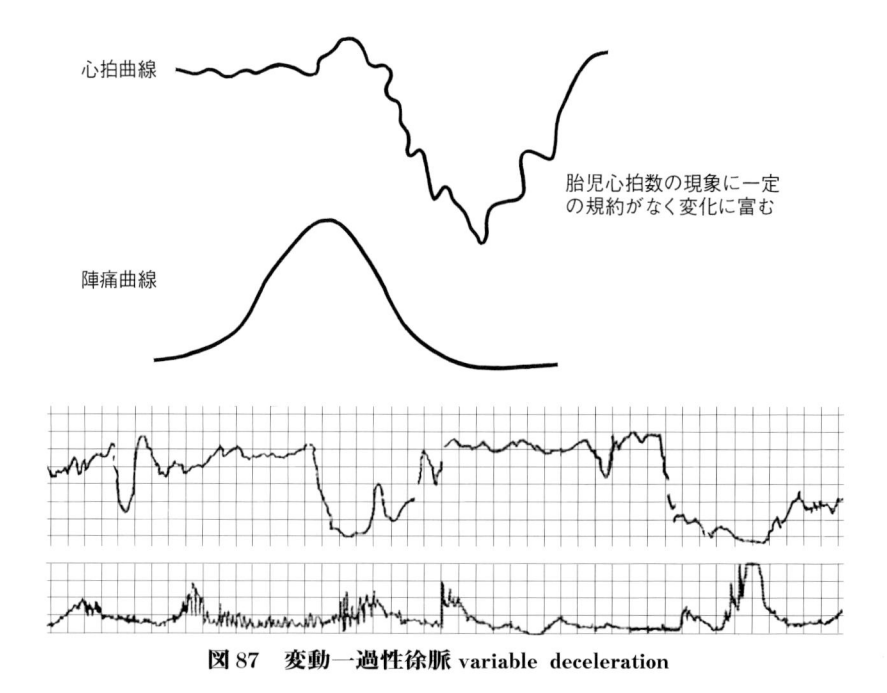

【decelerationの種類とその成因】

図87　変動一過性徐脈 variable deceleration

3. 一過性徐脈 (deceleration)

★正常から仮死，死亡に至るCTG所見★

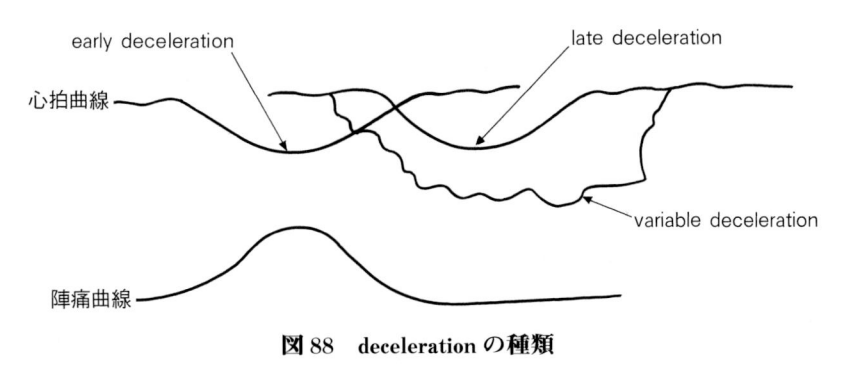

図88　decelerationの種類

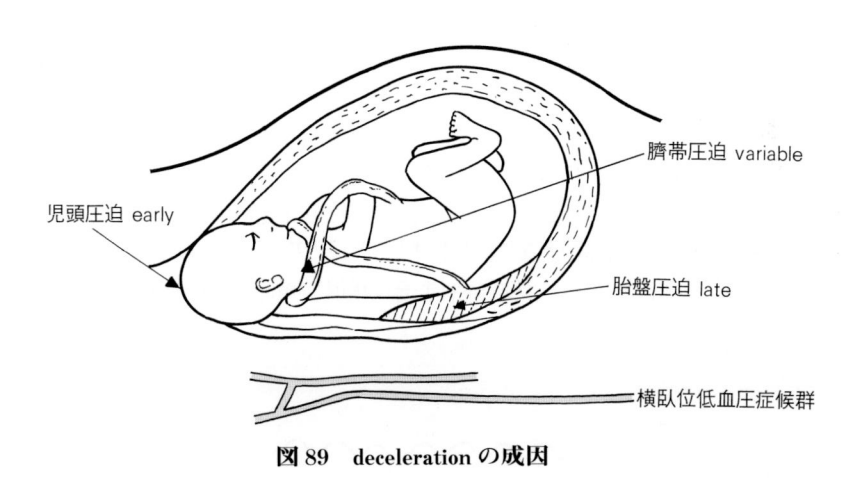

図89　decelerationの成因

variability や acceleration の出現（正常）
⬇
variability (long term) の減少
⬇
late deceleration の出現
⬇
prolonged brady caria の出現
⬇
死　亡

(2) variable deceleration のまとめ

第9章　分娩監視装置

　①分娩第1期後半，2期において60秒以内で急激に回復する場合は正常，しかし60秒以上持続する場合は病的である．
　②分娩第1期前半の出現，ことに子宮収縮ごとの出現は病的である．
　　（臍帯圧迫，下垂，脱出を含む場合もあり注意が必要）
　③次第に時間が延長し，overshoot acceleration はいずれも注意を要する．
　④元の基準基線に徐々に回復する場合は低酸素状態にあり危険で，3分間以上継続する場合は臍帯下垂，脱出などの徴候である．

4．正弦波様波型（sinusoidal pattern）

　5から15bpmの振幅で2〜6回/分のサイン様のカーブを描き，曲線上にbaseline variability や deceleration も通常みられない．
　本パターンの発生メカニズムには不明な点が多く，病的意義については確立された見解は得られていない．
　分娩中にみられる本パターンは，一般に予後良好とされている．
　正常な分娩経過中に原因不明で突然生じることがあるが，この場合，その前に通常は baseline variability や acceleration がみられる．
　一方，胎児水腫，血液型不適合や双胎胎児間輸血症候群による貧血，心不全の場合など，心臓での自律神経系支配が失われ，自己の心臓のリズムのみで動いている重篤な状態でもみられるが，この場合はその前に通常 baseline variability や acceleration がみられない．

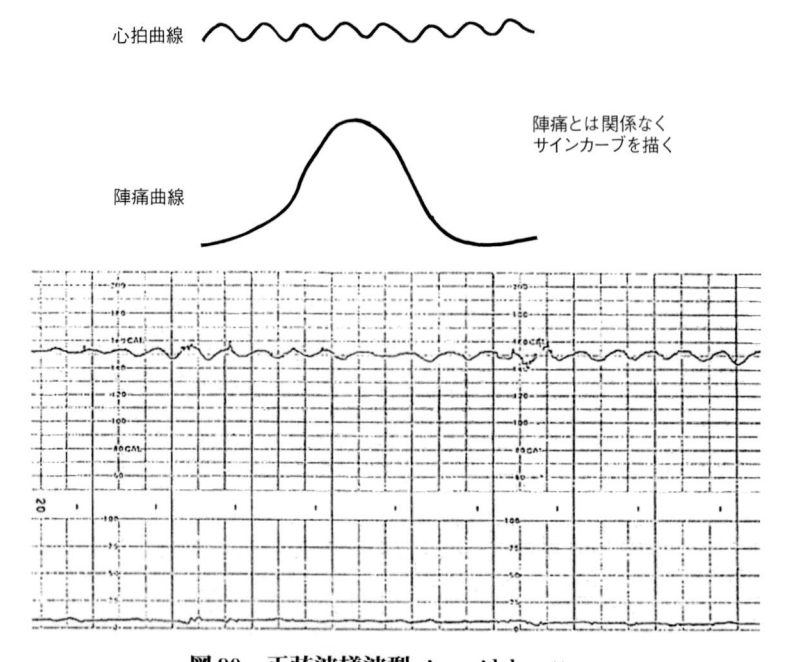

図90　正弦波様波型 sinusoidal pattern

5．頻　脈（tachycardia）

　心拍基線が160bpm以上と定義されているが，妊娠週数の早い例では正常でも頻脈傾向を示す．病的な意味は少ない．
　accelerationが大きいとtachycardiaと見誤りやすい．
　基線細変動も正常で，一過性徐脈が認められない頻脈のときは経過観察でよいが，一過性徐脈や基線細変動の減少を伴う場合は要注意である．
　原因として母体の発熱，とくに絨毛膜羊膜炎には注意が必要である．胎児感染の場合，母体の発熱に先立って頻脈が認められる報告もある．また，軽度の低酸素状態の持続や低酸素状態からの回復期に，頻脈が認められることが知られている．そのほかに胎児の上室性頻拍症などの不整脈，母体の低血圧，母体への薬剤投与（交感神経刺激剤：塩酸リトドリン，副交感神経遮断剤：硫酸アトロピン）や硬膜外麻酔の影響で頻脈を呈する．

6．徐　脈（bradycardia）

　心拍基線が120bpm未満を徐脈と定義され，軽度徐脈：100～119bpm，高度徐脈：99bpmとされている．
　基線細変動の減少を伴わない軽度徐脈は，分娩第2期で持続的な児頭圧迫のときにみられ，胎児仮死とは診断しない．基線細変動の減少または消失を伴う場合は，胎児仮死を考え急速墜娩が必要である．
　正常なパターンから突然高度徐脈を呈するときは，胎盤早期剥離，子宮破裂が原因で生じるときがあり注意を要する．ほかに胎児房室ブロックなどの心疾患にも見られる．

【胎児心拍数制御機構】
　心臓自体拍動能力を有するが，拍動ペースは延髄の拍動中枢より交感神経と副交感神経の遠心性支配を受けて拍動している．
　交感神経は主として心室に分布して，心拍数を増加させ，副交感神経は房結節，房室結節に分布し，心拍数を減少させている．
　延髄への心臓調節中枢への求心性刺激は，頸動脈，大動脈の化学受容器と圧受容器を介して行われる．
　血液の酸素含量の低下やpHの低下，PCO_2の上昇などにより，化学受容器は刺激を受け，交感神経を緊張させ，また血圧の上昇は圧受容器を刺激し，副交感神経を興奮させる．
　また，延髄の心臓調節中枢は，上位の視床下部や大脳辺縁系の制御も受け，ほかに血液電解質，体温，神経伝導物質など総合的に心拍数を変動させている．

【ダブルカウント】
　CTGでは，胎児心拍数が極端に低下した際には，その2倍の数値に誤って記録される点に注意する必要がある．

10 妊娠高血圧症候群

　従来より用いられてきた妊娠中毒症の名称は，妊卵や胎盤からの物質による中毒が原因とする成因論から生まれた言葉である．病態が解明され，従来の定義，分類が病態を的確に捉えていないこと，また諸外国の学会でも高血圧を主体とした分類変更が行われているため，2005年に「妊娠中毒症」を「妊娠高血圧症候群」へ名称変更し，定義，分類が改変された．

1．名称・定義

1）名　　称
　従来"妊娠中毒症"と称した病態は，妊娠高血圧症候群（pregnancy induced hypertension：PIH）との名称に改められた．

2）定　　義
　妊娠20週以降，分娩後12週までに高血圧がみられる場合，または高血圧に蛋白尿を伴う場合のいずれかで，かつこれらの症状が単なる妊娠の偶発合併症によるものではないものをいう．

2．病型分類

1）妊娠高血圧腎症（preeclampsia）
　妊娠20週以降に初めて高血圧が発症し，かつ蛋白尿を伴うもので，分娩後12週までに正常に復する場合をいう．

2）妊娠高血圧（gestational hypertension）
　妊娠20週以降に初めて高血圧が発症し，分娩後12週までに正常に復する場合をいう．

3）加重型妊娠高血圧腎症（superimposed preeclampsia）
　（1）高血圧症（chronic hypertension）が妊娠前あるいは妊娠20週までに存在し，妊娠20週以降蛋白尿を伴う場合．
　（2）高血圧と蛋白尿が妊娠前あるいは妊娠20週までに存在し，妊娠20週以降，高血圧と蛋白尿のいずれか，または両症状が増悪する場合．
　（3）蛋白尿のみを呈する腎疾患が妊娠前あるいは妊娠20週までに存在し，妊娠

20週以降に高血圧が発症する場合をいう．

[子　癇]
　妊娠20週以降に初めてけいれん発作を起こし，てんかんや二次性けいれんが否定されるもの．けいれん発症の起こった時期により，妊娠子癇・分娩子癇・産褥子癇と称する．

【症候による亜分類】
・重症，軽症の病型を高血圧，蛋白尿の程度によって分類する．
　軽症：血圧が次のいずれかに該当する場合．
　　　収縮期血圧　140mmHg以上，160mmHg未満の場合．
　　　拡張期血圧　90mmHg以上，110mmHg未満の場合．
　　　蛋白尿：≧300mg/日　＜2g/日
　重症：血圧が次のいずれかに該当する場合．
　　　収縮期血圧　160mmHg以上の場合．
　　　拡張期血圧　110mmHg以上の場合．
　　　蛋白尿が2g/日以上のときは蛋白尿重症とする．
　　　　なお，随時尿を用いた試験紙法による尿中蛋白の判定量は24時間蓄尿検体を用いた定量法との相関性が悪いため，蛋白尿の重症度判定は24時間尿を用いた定量によることを原則とする．随時尿を用いた試験紙法による成績しか得られない場合は，複数回の新鮮尿検体で，連続して3+以上（300mg/dl以上）の陽性と判定される時に蛋白尿重症とみなす．
・発症時期による病型分類
　　妊娠32週未満に発症するものを早発型（EO：early onset type），妊娠32週以降に発症するものを遅発型（LO：late onset type）とする．

【付　　記】
①妊娠蛋白尿（gestational proteinuria）：妊娠20週以降に初めて蛋白尿が指摘され，分娩後12週までに消失した場合をいうが，病型分類には含めない．
②高血圧症（chronic hypertension）：高血圧症は病型分類には含めないが，妊娠高血圧腎症（ｐｒｅｅｃｌａｍｐｓｉａ）を併発しやすく，妊娠高血圧症候群（pregnancy induced hypertension）と同様の厳重な管理が求められる．
③下記の疾患は必ずしも妊娠高血圧症候群に起因するものではないが，かなり深い因果関係があり，また重篤な疾患であるので注意を喚起する意味で[付記]として取り上げることにした．しかし，妊娠高血圧症候群の病型分類には含めない．肺水腫・脳出血・常位胎盤早期剥離およびHELLP症候群など．
④症状の記載は従来通り，高血圧：h，H，蛋白尿：p，P，子癇：C（軽症は小文字，重症は大文字）などの略語を用い，さらに加重型S（superimposed type），早発型EO（early onset），遅発型（late onset）を記入する．

3．病　　因

　妊娠高血圧症候群は，妊娠負荷に対する恒常性の維持機構が破綻し，適応不全を起こした状態と考えられている．その病因については多方面から種々検討されており，血管内皮障害，血管攣縮，凝固異常，血小板，好中球などの活性化などに起因した末梢循環不全であるという考え方が主流である．しかし，これらの因子が単独ではなく，互いに影響しながら病態を悪化，進展させ最終的に妊娠高血圧症候群の病態を完成すると考えられる．

1）血液凝固異常
　妊娠高血圧症候群では血小板の活性化，凝固の亢進によりトロンビンが過剰に産生され，慢性DICの状態にあることが知られている．
　トロンビンが産生されるとレセプターに作用し，血液に対しては血液凝固因子，血小板，好中球，マクロファージなどを活性化し，血管に対しては上皮細胞を刺激して種々の生理的活性物質を発現させる作用があり，血圧の上昇はトロンビンにより血管上皮よりエンドセリンが分泌されて生じるものと考えられている．
　トロンビン過剰産生の背景には，凝固因子Va，VIIIaを失活させ，凝固反応を阻害するプロテインCとその補酵素Sの低下があげられている．
　臨床的にも妊娠高血圧症候群に対してトロンビンの中和作用を有するATIII製剤の投与により，血圧の下降や中毒症の症状改善がみられている．

2）エンドセリン（ET）
　血管内皮細胞などより分泌され，強力な平滑筋収縮作用を有し，現在ET_1，ET_2，ET_3と3種類の存在が確認されている．そしてETレセプターにはAとBの2種類が存在し，平滑筋に存在するAレセプターと結合した場合には，phospholipase Cを活性化し，細胞内Ca濃度を高め，平滑筋を収縮させ，血圧を上昇させる．一方，血管内皮に存在するBレセプターに作用するとプロスタサイクリンを産生し，血管を弛緩させる．このように多様な作用がある．

3）PG系（プロスタサイクリン）
　プロスタサイクリン（PGI_2）は血管内皮細胞で産生され，強力な血管平滑筋弛緩と血小板凝集抑制作用を有する．
　一方，トロンボキサンA_2（TXA_2）は，血小板で産生され強力な血管平滑筋収縮作用と血小板凝集作用を有し，両者のバランスが循環調節に重要な役割を果たしていると考えられている．
　両者はともにアラキドン酸を前駆物質として産生され，妊娠高血圧症候群ではPGI_2の産生酵素活性が低下し，逆にTXA_2の産生酵素活性の増加によるものとされている．
　妊娠高血圧症候群の予防として低容量アスピリン療法が行われているが，合成酵

素であるCyclooxygenaseは，有核である上皮細胞では再生されるが，無核の血小板では再生されないことにより，PGI$_2$産生抑制よりもTXA$_2$産生をより強く抑制するために抗凝固作用を有すると考えられている．

　その臨床成績への評価は一定ではなく，ハイリスク妊娠に限定して使用すべきであるとする考えが一般的である．

4）胎盤形成異常

　脱落膜および子宮筋層へのトロホブラストの浸潤が障害され，妊娠高血圧症候群が生じるとする説である．

　正常妊娠では，妊娠4週頃までにトロホブラストによる脱落膜内のラセン動脈の穿孔と血管内への浸潤が生じ，妊娠8週頃にはトロホブラストは子宮筋層までに到達し，そして妊娠15週頃までに子宮筋層内のラセン動脈内まで浸潤するとされている．

　このトロホブラストの浸潤により，ラセン動脈の muscloelastic coat の消失と血管壁の再構築が起こり，血管径は拡張しラセン動脈はこの変化によりアンギオテンシンIIやカテコールアミンなどの昇圧物質に反応しなくなる．

　妊娠高血圧症候群においては，子宮筋層までの胎盤血管床の到達はみられず，妊娠中期以降になると発育胎児，胎盤に必要な血液量の供給は十分できず低酸素状態となる．この低酸素の刺激により胎盤（胎児）からサイトカインや種々のペプチド物質を産生させる．これらが母体血中に分泌され，白血球の活性化と血管内皮細胞障害を引き起こし，プロスタサイクリンやNOの産生を抑制し，アンギオテンシンIIに対する血管感受性が亢進し高血圧をもたらす．またプロスタサイクリン産生障害により，血小板の凝集抑制作用が低下して血液の凝固亢進状態が生じるとする考えである．

5）アンギオテンシン（renin – angiotensin – aldosteron 系）

　レニン（renin）は各種の刺激に応じて主に腎臓で合成される．血中に分泌されたレニンは肝臓で生合成されたアンギオテンシノーゲン（angiotensinogen）に作用して，血中でアンギオテンシン - I（AT - I）を生成し，このAT - Iは肺，血管壁，血中などに存在する転換酵素によりAT - IIに変換される．このAT - IIは副腎皮質に作用し，アルドステロン（Aldosteron）の合成を刺激し，血圧あるいは体液量の調節に関与している．腎臓以外に脳，血管壁，副腎などにもこの系の存在が明らかとなった．さらに血管壁の局所で産生されたAT - IIは，血管壁自体の受容体と結合して，直接血管平滑筋を収縮させたり，交感神経終末からノルエピネフリン（norepinephrine）を放出し，昇圧反応を助長する（**図91**）．

　さらに，血管内皮細胞内のNa濃度やアンギオテンシン結合部位により，この影響を調節している．正常妊娠では血管壁の反応性が低下していると考えられている．

　★　現在，降圧薬としてAT - IからIIへ変換させる酵素作用を阻害する転換酵素（ACE；angiotensin converting enzyme）阻害剤や受容体をブロックするブロッカー（ARB；angiotensin receptor blocker），そして細胞外の

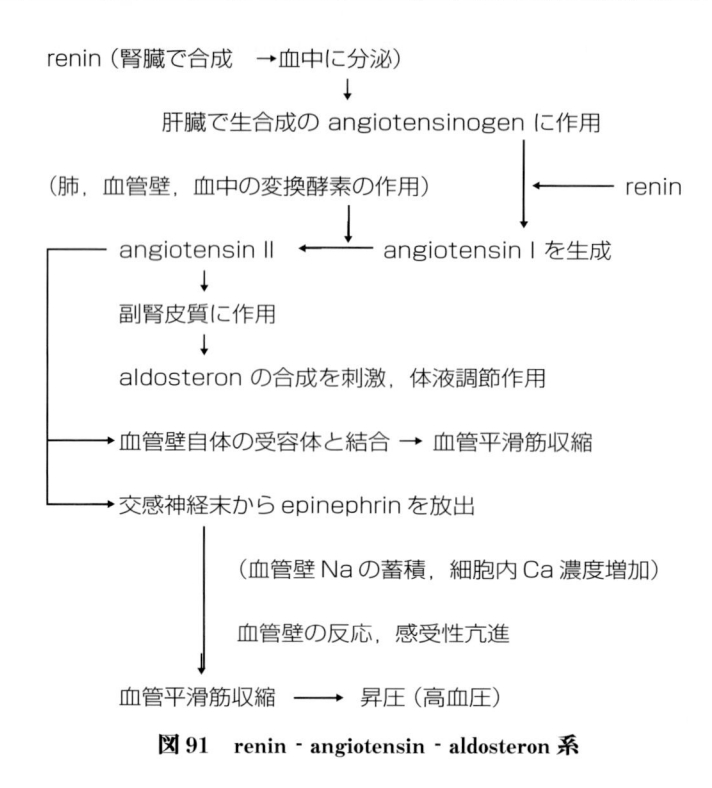

第10章　妊娠高血圧症候群

```
renin（腎臓で合成　→血中に分泌）
              ↓
      肝臓で生合成の angiotensinogen に作用
(肺，血管壁，血中の変換酵素の作用)  ↓      ← renin
              ↓
      angiotensin II ← angiotensin I を生成
              ↓
         副腎皮質に作用
              ↓
      aldosteron の合成を刺激，体液調節作用
    →血管壁自体の受容体と結合 → 血管平滑筋収縮
    →交感神経末から epinephrin を放出
         （血管壁 Na の蓄積，細胞内 Ca 濃度増加）
         血管壁の反応，感受性亢進
              ↓
      血管平滑筋収縮　——→　昇圧（高血圧）
```

図91　renin - angiotensin - aldosteron 系

Caを細胞内への流入を阻止するCa拮抗剤（Caブロッカー）が多用され，これらが降圧薬として主流を占めている．

4．子　　癇

妊娠高血圧症候群の症状を有する妊婦または褥婦が，全身筋肉の強直性ならびに間代性痙攣または意識消失をきたし，ほかの器質的疾患との因果関係が否定されるもの．

（1）頻　　度
0.05～0.3％の頻度で，漸次低下の傾向にある．
妊娠子癇（95％は妊娠後期）が70％を占め，分娩と産褥子癇合わせて30％の比率である．
（2）原因は不明であるが，脳血管攣縮と脳浮腫によると考えられている．
（3）子癇前駆症状
①脳症状：頭痛（80％），眩暈，不眠，不安，精神朦朧．
②胃腸症状：悪心，嘔吐，胃痛．
③眼症状：弱視，視野狭小，眼華閃光（40～50％）．
（4）子癇痙攣発作は次の4期に分類される．
①誘導期（1分）：失神，眼球上転，顔面蒼白，眼顔筋肉の繊維性痙攣．
②強直性痙攣（10～20秒）：項部→上肢→躯幹→下肢と上から下へと全身に強

直性痙攣をきたし，腕屈曲，拳を握る，全身弓なりに曲がる（後弓反張），呼吸停止，顔面チアノーゼ．

③間代性痙攣（1〜2分）：全身性の間代性痙攣，転々反倒，呼吸停止，顔面チアノーゼ．

④昏睡期：痙攣停止，チアノーゼ消失，昏睡状態，発作の記憶なし．

(5) 子癇の治療

妊娠時は子癇発作により低酸素状態となり，prolonged deceleration をきたしやすく，胎児の well being のチェックを行う必要がある．

胎児の胎外保育が可能な場合は娩出を図る．

胎児の発育が未熟で胎外保育が不可能で，母体に重篤な障害を残す恐れがある場合は妊娠継続を中止する．

胎児仮死の発生（65%），常位胎盤早期剥離（23%）子癇の再発作などに十分注意する必要がある．

①気道確保：バイトブロック にて舌の損傷予防，緊急時には ガーゼで巻いた割り箸などを使用する．

エアウエイを挿入し気道確保，場合により挿管，酸素吸入投与．

②薬物療法（抗痙攣剤）

セルシン，ホリゾン：10mg 静脈注射，

アレビアチン：250mg ゆっくり静脈注射，

$MgSO_4$（マグネゾール）：2〜4g を 30 分かけて点滴 静注，

フェノバール 1A（100mg）：筋注など．

★ $MgSO_4$（マグネゾール　1A　20ml　2g 含有）の投与．

1g/分ゆっくり静注，もしくは 5% ブドウ糖液 250ml に 2〜4g 溶注入し，30 分以上かけて点滴，その後維持量として 1〜2g/ 時で投与する．

呼吸抑制作用あり．拮抗剤としてカルチコールを使用する．

【血中 Mg 濃度と臨床症状】

4mg/dl：鎮痙作用出現．

10〜12 未満 mg/dl：膝蓋反射消失．

12〜15 未満 mg/dl：呼吸が緩徐または停止．

15mg/dl 以上：心停止．

膝蓋反射で投与量をチェック，呼吸 16/ 分以下の場合は中止する．

腎臓機能障害例の使用は注意を要する．

③その他：暗室にて安静，降圧，利尿剤などを使用する．

(6) 合併症と続発症

児の周産期死亡率高い．

母体では嚥下性肺炎，急性心不全，腎臓不全，肺水腫，脳内出血，胎盤早期剥離（DIC）などの発症に注意する．

5．妊娠高血圧症候群の治療

安静と食事療法を基本とし，ストレスを避ける．

1）食事療法（日産婦，1998年）
(1) 摂取エネルギー
・BMIを使用して標準体重によって算出する．
・BMI（body mass index）＝体重（kg）／身長（cm）^{2} によりBMIを算出する．

　　非妊時のBMI　　18未満：や　せ
　　　　　　　　　　21～22：標　準
　　　　　　　　　　24以上：肥　満
　　非妊時BMI　24以下：30kcal×標準体重＋200kcal
　　非妊時BMI　24以上：30kcal×標準体重
　「予防には妊娠中の適切な体重増加がすすめられる」
　　BMI＜18では10～12kg増．
　　BMI　18～24では7～10kg増．
　　BMI＞24では5～7kg増．

(2) 食　塩
・7～8g/日に制限する．極端な塩分制限はすすめられない．
・「予防には10g/日以下がすすめられる」

(3) 蛋　白　質
・標準体重×1.0g/日．
・「予防には標準体重×1.2～1.4g/日が望ましい」

(4) 水　分
1日尿量500ml以下や肺水腫では，前日尿量に500mlを加える程度に制限するが，それ以下には制限しない．

(5) 動物性脂肪と糖質は制限し，高ビタミン食とすることが望ましい．

予防には食事摂取カルシウム（900mg/日）に加え1～2g/日のカルシウム摂取が有効との報告もある．また，海藻中のカリウムや魚油，肝油（不飽和脂肪酸），マグネシウムを多く含む食品に高血圧予防効果があるとの報告もある．

2）薬物療法
(1) ヒドラジン（アプレゾリン）
末梢血管平滑筋に直接作用し，血管抵抗を下げ，静注製剤もあり緊急の際にも使用可能である．急に血圧を低下させ胎児仮死を引き起こすこともある．代償反射性交感神経緊張による頻脈，頭痛，悪心，のぼせ，狭心発作などの副作用がある．
用量は経口で初期量30～40mg/日　分3で開始，効果をみながら漸次増量し，維持量30～200mg/日　分3で投与する．

点滴静注の場合は1A（20mg）を生理食塩水に溶解し点滴静注する．効果発現まで20～30分かかる．

(2) メチルドパ（アルドメット）

血管運動中枢α_2 aderenergic receptorを刺激し，交感神経を抑制して末梢血管抵抗を減弱させる．古くから使用され長期副作用も少なく，ヒドラジンとともに第1選択薬とされ，中程度の高血圧には有効である．

母体への副作用として眠気，鬱状態，肝臓障害などが報告されている．

初期量250～750mg/日 分3で開始，効果がでるまで数日ごとに250mgずつ増量し，維持量250～2,000mg/日 分3で投与する．効果発現に5時間前後を要し，十分な効果発揮まで2～3日を要するため緊急性には適しない．

(3) Ca拮抗薬（Caブロッカー）

細胞外のCaイオンの細胞内への流入を阻止し，平滑筋を弛緩させて強い降圧作用を有し，軽症から重症まで広く用いられ，第2選択薬とされている．

胎盤血流量への影響など副作用は少なく，速効性で緊急性に適している．

ニフェジピン（アダラート）は子宮収縮抑制作用があり，微弱陣痛になることがある．ニカルジピン（ペルジピン）はこの作用は弱く，脳血管に特異性が高く，子癇前症や子癇など脳血管攣縮の治療薬として有用である．普通剤は30mg/日 分3，徐放剤20mg/日 分2で投与する．

【緊急時の使用】

ニフェジピン（アダラート）錠剤を噛み砕き舌下に含むか，飲み込ませる．この際に急速に血圧が下降し，胎児への悪影響がみられることもあり，少量投与で経過をみる必要がある．

ニカルジピン（ペルジピン）の点滴静注法として，生理食塩水または5％ブドウ糖液で希釈して0.01～0.02％（0.1～0.2mg/ml）溶液とし，0.5μg/kg/分の速度で開始し，目的値まで血圧を下げ，以後血圧をモニターしながら点滴速度を調節する．具体例として20mgを生理食塩水または5％ブドウ糖液500mlに溶解し，インフュージオンポンプを用い，これを24時間かけて点滴静注するように（21ml/時）設定して投与を開始する．最大80mg/日までとする．

【高血圧管理と降圧目標】

入院安静にて血圧が160/110mmHgを超える場合には薬物療法の対象となり，血圧目標値140～150/90～100mmHgとし，急激に下げないように注意する．

【使用を避ける降圧薬】

ACE阻害薬は動物，人において子宮内胎児死亡，死産，IUGR，腎不全，羊水過小症，胎児低血圧などが報告されており，妊娠中は使用禁忌である．

利尿剤は母体循環血液量を減少させ，子宮胎盤血液量の低下をきたすため，安易に使用すべきでなく，心不全や肺水腫を合併した時のみ適応となる．

6．妊娠高血圧症候群のターミネーション適応基準（日産婦，1990年）

1）母体側因子
（1）入院，安静，薬物療法に抵抗して症状が不変あるいは増悪をみる場合．
（2）子癇，胎盤早期剥離，新規の眼底出血，胸，腹水の貯留増加，肺水腫，頭蓋内出血，HELLP症候群を認める場合．
（3）腎機能障害の出現した場合．
　GFR≧50ml/min，血中Creatinine値≧1.5mg/dl，尿酸値≧6mg/dl，BUN≧20mg/dl，乏尿≦300ml/日または20ml/以上の結果を総合的に判断する．
（4）血行動態の障害や血液凝固異常のある場合，たとえば血液濃縮症状やDICを認める場合．
（Hct≧40％，血小板≦10万，DICスコアの上昇傾向も参考とする）
　註（3）（4）の数値は絶対的なものではなく，経時的に検査を施行し，増悪傾向を認めた場合に適応とする．

2）胎児側因子（胎児が胎外生活可能であることを原則とする）
①胎児発育抑止
②胎児仮死
③胎盤機能の悪化
　最終的には母体と胎児側因子を総合的に判断し，諸事情を考慮のうえ，医師の判断に委ねる．
　妊娠37週以後は軽症例を含めターミネーションを考慮するが，早発型では母児両方の状態を的確に把握し，母体の臓器障害発症の可能性，児の成熟度および胎内環境を考慮し分娩時期を決定する．

11 常位胎盤早期剥離

● 子宮体部の正常位置に附着している胎盤が何らかの原因により，胎児の娩出前に胎盤が子宮壁より剥離する現象である．

1．病　　因

発症機序は不明であり予知，予防は不可能である．

妊娠高血圧症候群では，血管攣縮により脱落膜ラセン動脈に壊死性変化が生じて，基底脱落膜に出血が生じ，胎盤と子宮壁との間に胎盤後血腫を形成して胎盤が剥離する．

本症の1/3〜2/3を妊娠高血圧症候群が占めている．

絨毛膜羊膜炎がある場合，卵膜に浸潤した好中球より放出される顆粒球エラスターゼにより，脱落膜細胞のフィブロネクチン受容体が分解されて，フィブロネクチンが不活化され，脱落膜の接着性が低下して早期剥離が生じやすい．

また，羊水過多では急激に内圧が低下して早期剥離をきたしやすい．

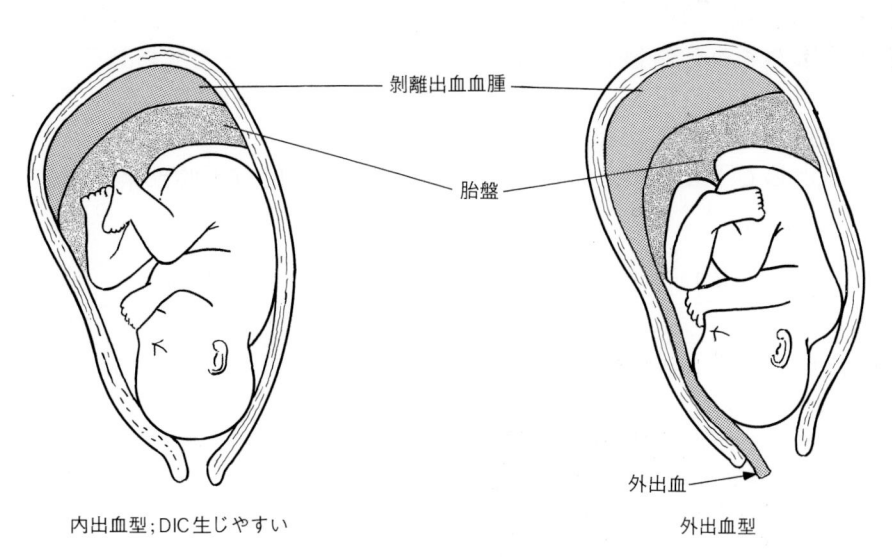

内出血型；DIC生じやすい　　　外出血型

図92　常位胎盤早期剥離のタイプ

2．病　　態

1）DICの発症
子宮内圧の上昇により，胎盤のトロンボプラスチンや血腫内の各種凝固活性化物質の母体血中への流入により，凝固系が活性化されてDICを発症する．妊娠高血圧症候群では慢性DICの状態にあるため，早期剥離をきたした場合，急性変化を起こしやすい．

2）胎児への影響
胎盤の剥離の程度によるが，剥離面が大きくなれば子宮胎盤循環不全を引き起こし，胎児仮死さらに胎児死亡に至る．

3．発症頻度

発症率は全妊婦の0.3～0.9％，妊娠高血圧症候群が関連するものは25～50％，そして産科DICの約50％を本症が占めており，母体死亡率は1～2％，児死亡率は20～50％である．

再発率は10～15％と早期剥離を過去に経験していない妊婦に比較して再発は約10倍と高率である．

4．診　　断

1）症　　状
症状が全くなく，分娩後の胎盤所見より初めて判明することもある．

臨床症状は剥離の程度によりさまざまで，重症度とその症状についてはPageの分類が一般に用いられている（表9）．

臨床症状として下腹部痛，外出血，子宮収縮，持続的な下腹部緊満感などの症状

表9　常位胎盤早期剥離の重症度の分類（Pageの分類）

重症度		症　状	胎盤剥離面	頻　度
軽　度	0度	臨床的に無症状，児心音は大抵良好，娩出胎盤観察により確認	30％以下	8％
	1度	性器出血は中等量（500ml以下），軽度子宮緊張感，児心音時に消失，蛋白尿はまれ		14％
中等症	2度	強い出血（500ml以上），下腹痛を伴う，子宮硬直あり　胎児は入院時死亡していることが多い，蛋白尿ときに出現	30～50％	59％
重　症	3度	子宮内出血，性器出血著明，子宮硬直著明，下腹痛，子宮底上昇，胎児死亡，出血性ショック，凝固障害の併発，子宮漿膜面血液浸潤，蛋白尿出現	50～100％	19％

4. 診　断

が多い．
　出血が多量の場合はショック症状を呈する．
　軽　症　腹緊，下腹部痛，陣痛のみの場合が多い．CTGで基線細変動の消失，accelerationの消失，時に徐脈をみることがある．
　中等症　子宮の圧痛，持続的な子宮収縮，子宮壁の硬化（板状硬と表現される），CTGで種々の心拍変化のパターンが出現する．
　重　症　子宮内出血，外出血が多量のため，母体はショック状態となる．子宮は板状の硬さのため，胎児部分の触知は困難となる．強度の内出血では子宮体部は膨隆して子宮底は上昇する．胎児は仮死状態となるか，あるいは子宮内死亡をきたす．外出血を認めることが多いが，必ずしもみられない場合もある．破水している場合は，血性羊水を認める．

2）検査所見
（1）胎児心拍陣痛図（cardiotocogram：CTG）
　胎児心拍は，剥離の程度によるが，一過性頻脈の消失，基線細変動の減少や消失，遅発一過性徐脈の出現さらには頻脈，持続性徐脈など，さまざまなパターンが出現する．
　特徴的な収縮波はなく，切迫早産に似たパターン，"さざなみ様"の細かく反復する子宮収縮などをみることもある．
　重症化すれば，間歇期の内圧が上昇し，持続的な子宮収縮の状態となる．

（2）超音波断層法
　発症の初期では，後血腫と胎盤実質との間に反射パターンに差がないため診断は困難である．超音波断層法での早期剥離の像は，凝血と血清の分離によって認められるもので，発症後時間の経過により初めて得られる所見であることに注意すべきである．
　早期の所見は胎盤が丸みを帯び，厚くみえたり，胎盤辺縁の剥離の像などで，正確な診断はきわめて難しい．
　早期診断が母体，胎児の予後を左右し，超音波診断のみに依存することは発見を遅らせる危険性があり注意を要する．

【早剥の超音波所見：Jaffeの分類】
・胎盤と子宮壁の間のecho free space.
・胎盤内のecho free space.
・胎盤辺縁部が丸みを帯びるか，子宮筋から分離する所見．
・胎盤内出血により，胎盤実質の肥厚として捉えられる所見．

（3）血液検査
　外出血がないか，または少なく，子宮内出血が多い場合は，子宮内圧の上昇により組織トロンボプラスチンが母体血流内に流入しやすく，DICを合併しやすい．
　血液については以下の検査項目を行う．その結果が，血小板数の減少，フィブリノーゲンの減少，FDPの増加，D-dimerの増加，PT・APTTの延長，出血時間の延長，アンチトロンビンⅢ（ATⅢ）の低下，TAT（thrombin antithrombin

complex）の増加，赤血球沈降速度の遅延（15分値 4mm以下または1時間値 15mm以下）などの成績を認めた場合にはDICとして治療する．

5．治　　療

1）児　娩　出

　児が生存していれば，可及的すみやかに児娩出をはかる．早期剥離の程度と進行速度によるが，発症から4～6時間以内に分娩が終了した場合には一般にDICの発症頻度は少ない．

　子宮頸管が成熟し，CTGでも胎児仮死の徴候がなく，短時間内の経腟分娩が予想される場合を除き，帝王切開を行う．

　子宮内胎児死亡で，短時間内の児娩出が不可能な場合は，DICによる母体の予後を考慮し，原因除去を優先させ，帝王切開を行うべきである．

　時間を要する経腟分娩にこだわり，母体の状態を悪化をさせてはならない．経腟分娩の際は，子宮内圧を上昇させないために人工破膜を行う．分娩時間の短縮のために子宮収縮剤を使用してもよく，DICの発生頻度に差はない．筋層内への血液の浸潤が強度で暗赤黒色に変色した子宮（Couvelaire子宮）では収縮不全が起こりやすい．

　収縮不全に対しては，子宮収縮剤の投与，子宮マッサージ，双手圧迫などを行う．非凝固性の出血が続き，止血困難であれば内腸骨動脈結紮，塞栓も考える．原則としてDIC時の子宮摘出は避ける．

2）抗ショック療法

　輸液，濃厚赤血球，新鮮凍結血漿，酸素，ステロイド，昇圧薬（ドーパミン）の投与．尿量が得られない場合は，利尿剤を投与する．

3）抗DIC療法

　新鮮凍結血漿，血小板輸血，アンチトロンビン（AT III）製剤 1,000～3,000単位/日，メシル酸ガベキサート 2,000mg/日，ウリナスタチン 10～30万単位/日などDICに対する加療を行う．

4）分娩後の管理

　分娩後は，DICに伴う多臓器不全（腎，肝不全など），とくに尿量を厳重にチェックする．そして，多量出血によるシーハン症候群，術後感染症，手術部位の血腫形成などに注意する．

12 HELLP症候群

1．病態

- 血球の破壊，溶血（hemolysis），
- 肝酵素の上昇　（elevated liver enzyme），
- 血小板減少　　（low platelet），

を呈する症候群である．症状の頭文字をとり，HELLP症候群と呼ばれている．

妊娠高血圧症候群に関連し肝臓障害を伴う場合は，肝動脈などの血管攣縮，肝虚血に起因すると考えられている．

2．症状

全身倦怠感，心窩部痛，右上腹部痛，吐気，嘔吐が主な症状である．

重症化するとDIC，肝不全，多臓器不全に陥り致命的となり，母体死亡率は約1％である．

妊娠後半期に発症するが，時に分娩後に発症する場合もある．

本症候群は妊娠高血圧症候群の一型として含まれていないが，重症妊娠高血圧症候群に併発することがしばしばあるため，妊娠高血圧症候群を管理するうえで念頭におかなければならない疾患である．

さらに高血圧を有しない症例も報告され，妊娠高血圧症候群の症状なしに発症する場合も10～20％存在することから，単なる消化器症状として見過ごさないよう注意する必要がある．

3．検査所見

- GOT（70IU/l以上），GPTの上昇．
- 血小板の減少：進行期，重症例では50,000/μl以下．
- 溶血：末梢血塗末標本にて赤血球の形態異常．
- 間接ビリルビン：≧1.2mg/dl，LDH：≧600IU/l．
- 腹部単純X線写真：胃，および上部消化管の拡張．
- 肝超音波検査：被膜下血腫．
- 血管造影（MRI angiography）：腹腔動脈，肝動脈の血管攣縮所見．

（注）分娩後1～2日目で血小板数が最少となることがあり，血小板数の上昇を確

第12章　HELLP症候群

認するまで検査する必要がある.

4．治　　療

　発症から分娩までの時間が長く経過するほど，母体の重篤な合併症の出現頻度は高くなり，発症よりできる限り早期に妊娠の継続を中止する．

　分娩方法は，多くはDICの顕症化，出血傾向 に備えて十分準備し，帝王切開を選択する．

13 羊水栓塞症

1．原因

　羊水が母体血中に流入して発症するが，流入機転の詳細については不明である．破水により羊膜外に漏出した羊水（胎児由来細胞，胎便など）が子宮内腔の胎盤付着部位，辺縁静脈洞，子宮下部の損傷部位，頸管裂傷部位などの破綻した静脈から流入すると考えられている．
　促進因子として，羊水過多や過強陣痛による子宮内圧の異常亢進や，産科手術による子宮内腔血管の損傷などがある．
　羊水の混濁時に生じやすく，また重症になりやすい．

2．頻度

　2～3万例の分娩に1例とまれな疾患であるが，成因が不明なため有効な予防法および治療法が確立されていない．母児ともに極めて予後は不良で，母体の死亡率は60～80％である．

3．病態

3つの病因がある．
（1）羊水成分によるアナフィラキシーショック
（2）肺動脈栓塞
（3）DIC

4．症状，経過

1）急性ショック期

　分娩中，破水後とくに合併症のない妊産婦が，突然呼吸困難と胸部痛を訴え，瞬時にチアノーゼを呈しショック状態，心停止と，急速に進行する場合も多く，1時間以内に半数が死亡し，死亡率は60～80％といわれている．
　その病因はアナフィラキシーショックと，肺動脈の機械的血流遮断による心臓性ショックである．

2）出血傾向期
DICにより出血傾向をきたす．

3）乏　尿　期
DICが原因の腎臓機能不全により生じる．

5．診　　　断

1）確 定 診 断
剖検にて肺小動脈，毛細血管から羊水栓塞を認める．

2）臨床的羊水塞栓症
剖検できなかった例，または救命された例で，以下の基準を満たすもの
(1) 妊娠中または分娩後12時間以内に発症した場合．
(2) 以下の症状疾患（1つ以上）で集中的医学治療が行われた場合．
心停止，分娩後2時間以内の原因不明の1,500ml以上の大出血，DIC，呼吸不全．
(3) 観察所見や症状がほかの疾患で説明できない場合．

3）血清学的補助診断法
胎児尿由来の亜鉛コプロポルフィリン（Zn-CP1）や，胎児便由来の亜鉛コプロポルフィリン，およびSialyl Tn (STN) が母体血中に検出されれば，母体血中への羊水流入が証明される．
コプロポルフィリンは光により分解されるため，血清はアルミ箔で覆い，遮光状態で冷暗所で保存する必要がある．

6．予　　　後

Andersonの報告では，33例中26例（78.8％）が死亡し，死亡例の1/3は発症後30分以内にショック死，2/3は12時間以内にDICによる出血死亡と，予後はきわめて不良である．

7．治　　　療

1）抗ショック療法
気道確保，心マッサージなど．

2）補 充 療 法
消費性凝固障害の状態にあり，新鮮血の輸血，血小板繊維素原，AT IIIなど輸注入の補充療法．

3）ヘパリン療法

ヘパリンはAT Ⅲの反応速度促進作用がある.

AT Ⅲはトロンビンや活性化第X因子を不活性化する．低分子ヘパリン（フラグミン）5,000単位静注する．そのあと1日量を10,000〜15,000単位を点滴静注する．

AT Ⅲが50%以下の場合はヘパリン効果は期待できない．

4）抗線溶療法

羊水栓塞では，消費性凝固障害と同時に線溶異常亢進の場合が多いため，抗線溶療法は妥当である．

初回トラジロール30万単位を4〜6時間で点滴静注，その後，1日60万単位を点滴静注し，止血したらすぐ中止する．トラジロール，FOYは多価プロテアーゼインヒビターであるため，DICのごとく全身の酵素活性が亢進している場合は有効である．

14 DIC理解のための止血凝固機構

血管内面は血管内皮に被われ，凝固系が活性化されることなく，血液は流動性を保ち，血管内を循環している．

血管内皮からは抗凝固的に作用しているプラスミノーゲン・アクチベータ（線溶系），プロスタグランディンE₂（血小板凝集抑制作用）などが放出され，一方，凝固に関与するⅧ因子や組織トロンボプラスチンも放出され，凝固系と線溶系が相互に作用し，微妙なバランスを保ちながら流動性を保っている．

1．凝固因子（表10）

凝固因子は第ⅠからⅩⅢ因子（Ⅵ因子欠番）まで存在し，酵素性格を有する因子と，酵素反応に対して促進的に作用する補助因子とがある．そしてⅤ，Ⅷ，ⅩⅢを除くほかの凝固因子はserineを有する蛋白分解酵素 serine protease で，循環血液中では非活性型として存在し，凝固機転はこれらが次々に活性化され，末広がりに増幅され，将棋倒しのごとく進行する酵素系の連鎖反応である（カスケード反応）．

凝固因子はⅠからⅩⅢ因子まであるが，Ⅵ因子は欠番で，ⅠからⅣまでは番号よりも名称で呼ばれる場合が多い．

表10 凝固因子

凝固因子	一 般 名	半 減 期	正常血漿内濃度
Ⅰ	フィブリノーゲン	3〜6日	200〜400mg
Ⅱ	プロトロンビン	48〜72時間	10〜15mg/dl
Ⅲ	組織トロンボプラスチン		
Ⅳ	カルシウム		
Ⅴ	不安定因子（プロアクセリン）	15〜24時間	
Ⅵ	欠　　番		
Ⅶ	安定因子（プロコンバーチン）	4〜6時間	3mg/dl
Ⅷ	抗血友病A因子	12〜18時間	1μg/dl
Ⅸ	抗血友病B因子（クリスマス因子）	10〜30時間	4mg/dl
Ⅹ	スチュアート-プロワー因子	48〜60時間	1.2mg/dl
Ⅺ	血漿トロンボプラスチン前駆物質	10〜20時間	0.7mg/dl
Ⅻ	接触因子（ハーゲマン因子）	50〜70時間	2.5mg/dl
ⅩⅢ	フィブリン安定化因子	72〜96時間	

2. 凝固因子による凝固機序（図93）

X因子が活性化（Xa）されるまでの過程には，内因系と外因系に区別されるが，X因子が活性化された以後は，同一の過程を経る．

1）外因系凝固（10〜15秒）

組織液の血管内への流入，または血管外への血液流出によって生じる凝固で，組

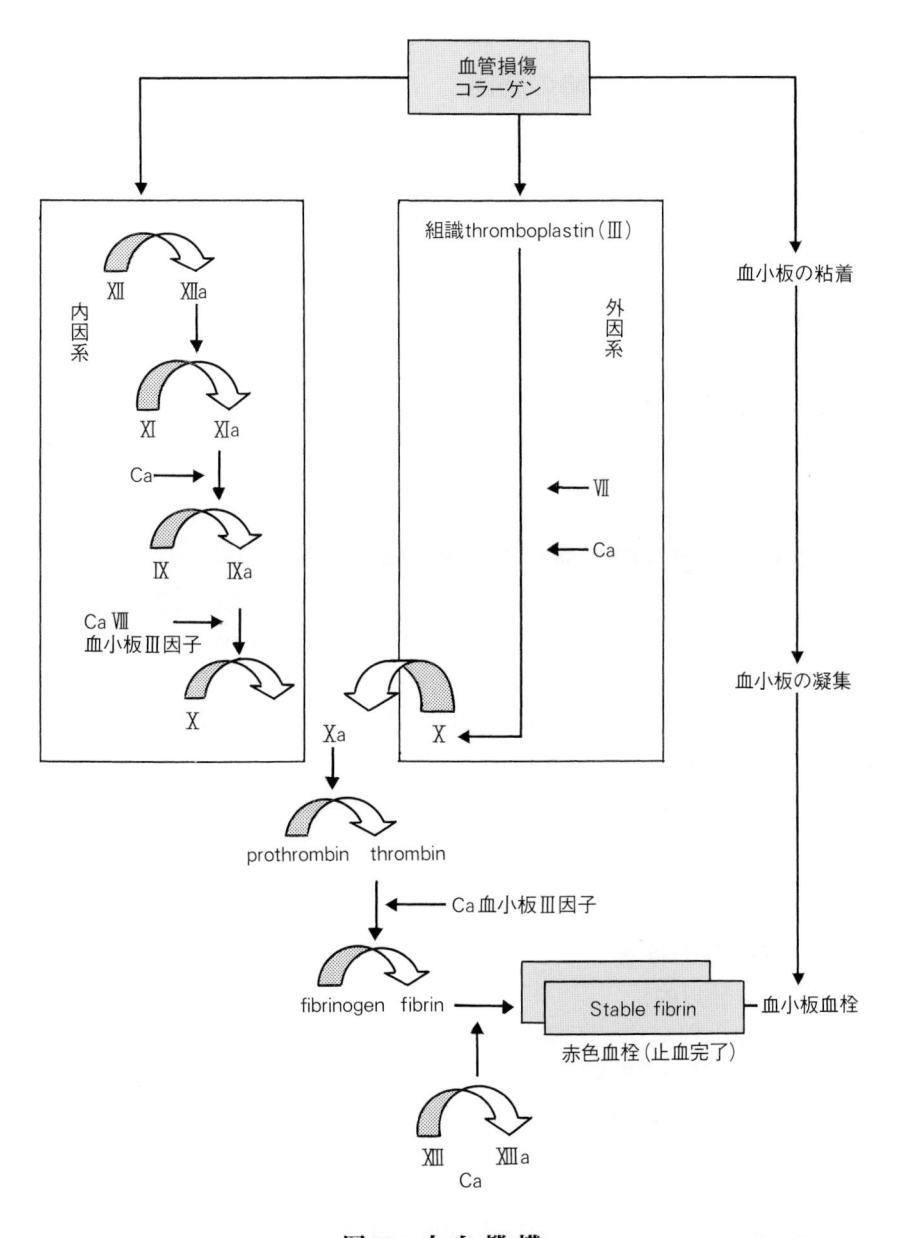

図93 止 血 機 構

第14章　DIC理解のための止血凝固機構

織中に存在する組織トロンボプラスチンが血漿中のⅦ，Caと反応して複合体を形成し，X因子を活性化（Xa）させる経路で，10〜15秒と内因系凝固と比較して速度は極めて早い．

2）内因系凝固（3〜5分）

血液のみによって進行する凝固で3〜5分と外因系に比し時間を要する．破損した血管内面，主としてコラーゲンに触れて，血漿中のⅫが活性化（Ⅻa）され，ⅪをⅪaとし，ⅪaはCaの存在下でⅨを活性化する．Ⅸaは血小板より放出される第Ⅲ因子，Ca，Ⅷとともに反応して複合体を形成し，Xを活性化（Xa）させる．

3）X因子活性化（Xa）以降の経路

Xaはプロトロンビン（Ⅱ）に作用し，トロンビン（Ⅱa）に転化させ，さらにトロンビンはフィブリノーゲンに作用してフィブリンを産生し，フィブリンはⅩⅢ因子の介在により安定化され，強固な不溶性フィブリン網を形成する．

4）血小板関与の止血

血管内皮が損傷すると，血管内皮下組織のコラーゲン繊維に接触して血小板は活性化されて粘着，凝縮して血栓を形成する（一次血栓）．

また，血小板第Ⅲ因子を放出して凝固因子の凝固系に関与する．そして，最終的に血小板による血栓（一次血栓）の上に，凝固因子によるフィブリン網が形成（二次血栓）されて損傷部位を閉塞し，止血する．

5）フィブリノーゲンの止血への関与（図94）

フィブリノーゲン（fibrinogen）は，トロンビン（thrombin）の作用によりfibrinopeptide Aが切断されてフィブリン・モノマー（fibrin monomer）になる．このフィブリン・モノマーは，D結節同士が端々接着して長く延びてfibrin aggregateの連鎖を形成する．fibrin aggregateは，トロンビンの存在下でfibrinopeptide Bを放出し，互いに平行に並んで接着しフィブリン・ポリマー（fibrin polymer）を形成する．次いでフィブリン・ポリマーは，トロンビンの作用とⅩⅢa因子とCaの存在下にて連鎖の腹と腹との間にさらに結合が生じて強固な安定フィブリンとなる．

6）止血，凝固系の検査

(1) **出血時間（5分以内）**
・血小板数，血小板凝集，粘着能，血管壁の状態が関与している．
・凝固因子はほとんど関与しない．
(2) **プロトロンビン時間（PT：10〜13秒）**
・外因性凝固機構，Ⅰ，Ⅱ，Ⅴ，Ⅶ，Ⅹ因子が関係する．
(3) **活性化部分トロンボプラスチン時間（APTT：23〜45秒）**
・内因性凝固機構にかかわる諸因子が関与する．

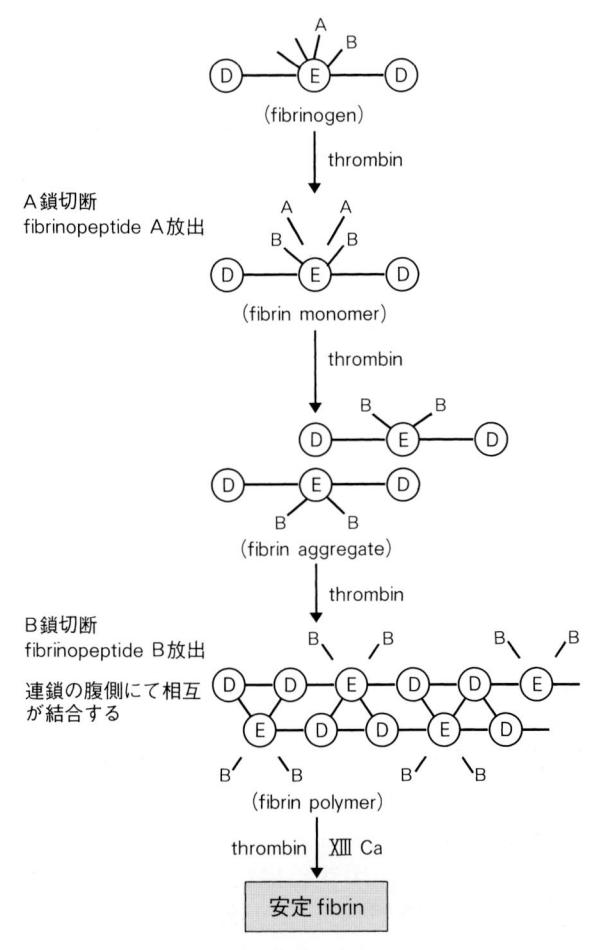

図 94　Fibrinogen より fibrin 形成

【妊娠時における凝固因子の状態】
・第 XI と XIII 因子のみ減少している．
・第 XI は妊娠後半期に軽度減少している．
・XIII 因子はかなり減少している．

15　DIC理解のための線溶現象

　臨床的には凝固系と線溶系が，同時に亢進している場合が多く，線溶療法の場合を除き，線溶系のみ亢進していることはほとんどない．
　凝固の終末産物であるフィブリンはやがて溶解吸収され，繊維細胞などで置き換えられて損傷部位は修復される．
　フィブリンが溶解吸収される過程が繊維素溶解現象（fibrinolysis）であり，その主役をなすものがプラスミン（plasmin）である．
　プラスミンは，凝固因子と同じくserine proteaseで，プラスミノーゲン（plasminogen）がプラスミノーゲン・アクチベータにより活性化され生成される．そして，プラスミンはアクチベータやインヒビターにより制御され，恒常性を保っている．

1．繊維素溶解現象

　プラスミンがフィブリノーゲンに作用する場合が1次繊維素溶解現象，フィブリンに作用する場合が2次繊維素溶解現象で，その分解産物がFDPである．
　FDPは，厳密にはFDPとFgDP（fibrin or fibrinogen degradation product）とに区別される．

1）1次繊維素溶解現象

　フィブリノーゲンにプラスミンが作用するとfibrinotide AとBの側鎖を切断し，D-E-DのX分画に分解され，さらにY（D-E）とD分画各1分子に分かれ，最後にY分画からDとEが各1分子が生じる．つまり1モルのフィブリノーゲンにプラスミンが作用して，2モルのD分画と1モルのE分画が生じ，終末まで滑らかに進行し，中間産物で留まることは少ない（図95）．

2）2次繊維素溶解現象

　生体内では1次と2次線溶が起こっているが，2次線溶の場合が優位である．フィブリンにプラスミンが作用すると，フィブリンではγ鎖が交叉結合している

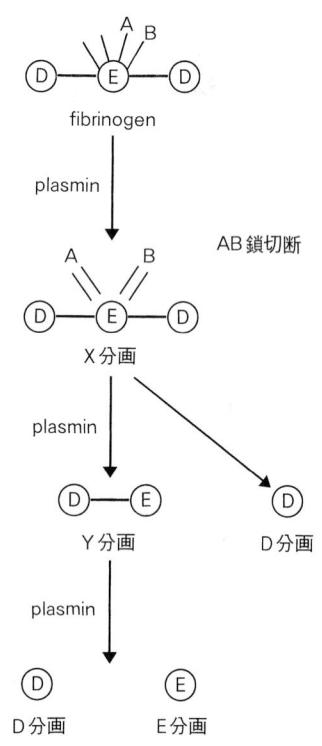

図95　1次繊維素溶解現象（一次線溶）
1モルのfibrinogenより2モルのD分画と1モルのE分画が生じる．

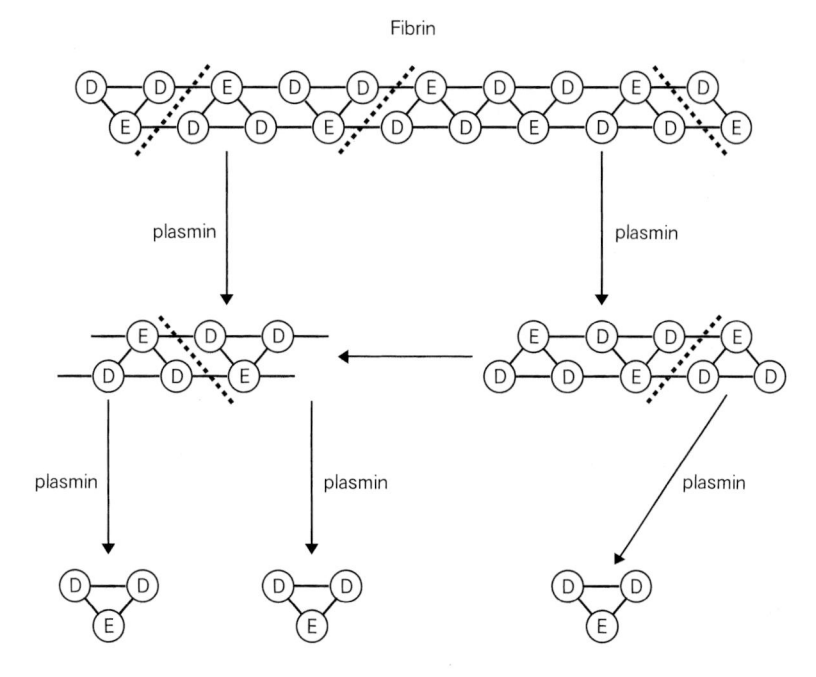

図96 2次繊維素溶解現象（2次線溶）
最終分解産物はDダイマーとなる．

ため最終の分解産物はDダイマーとなる（図96）．したがって，Dダイマーの証明は2次繊維素溶解現象が生じていることを示している．
このように1次と2次繊維素溶解現象の最終分解産物に違いがある．
【PIC（プラスミン・α_2プラスミンインヒビター複合体）】
プラスミンに対する強力な抑制因子で，プラスミンと即時的に結合し線溶を抑制し，線溶亢進状態においては高値を示す．そして，FDPよりも動きがすみやかで，線溶動態の把握に重要である．したがって，厚生省のDIC診断基準の補助的検査の線溶分子マーカーとして，DダイマーとともにPICの測定も含まれている．
【SFMC（soluble fibrin monomer complex）】
2次繊維素溶解現象ではXおよびY分画が多く生じ，これらがフィブリノーゲンやフィブリン・モノマーと結合して複合物 complex を形成し，トロンビン作用を抑制する．
これらを含む血漿中にプロタミンやエタノールを加えると，凝固沈殿物を形成する．これを paracoagulation という．

2．生理的凝固抑制機構

フィブリンが形成される以前の段階で，凝固亢進を抑制，制御する生理的機構として以下の機構が作用している．

1) プロテインC

トロンビン単独では，血小板に作用し凝集反応を惹起させ，またフィブリノーゲン，V，VIII，XIII 因子を活性化させて凝固反応を促進させている．

しかし，トロンビンと血管内皮細胞上に存在するトロンボモジュリンと複合体を形成すると，凝固促進作用は消失し，選択的にプロテインCのみを活性化させる．活性化されたプロテインC（APC）は，プロテインSを補酵素として，血管内皮細胞上や血小板のリン脂質膜に結合した VIIIa および Va を失活させ，凝固反応を抑制する．プロテインC凝固抑制系が血液の循環維持に重要な役割を果たしていることが注目，重視されている．

2) アンチトロンビンIII（AT III）

正常血漿1ml中に約150μg存在し，アンチトロンビンIIIはトロンビンと結合してトロンビンAT III複合体（TAT）を形成し，またIXa, Xaとも複合体を形成し，活性型凝固因子を阻害，失活させる．この場合，血管内皮細胞表面に存在するヘパリン様物質との結合が必要である．

【アンチトロンビンIIIとヘパリンとの相互作用（図97）】

アンチトロンビンIIIにヘパリンが結合すると，構造が大きく変化し，ヘパリンの存在下では，非存在下の場合と比較してトロンビンの阻害活性は1,000倍以上促進される．したがって，DIC治療時のヘパリン加療の際には十分なアンチトロンビンIIIの存在が必要条件となる．

産科領域における急性DICの場合，多くはアンチトロンビンIIIがすでに消費され低値となっており，ヘパリン使用の適応対象ではない．

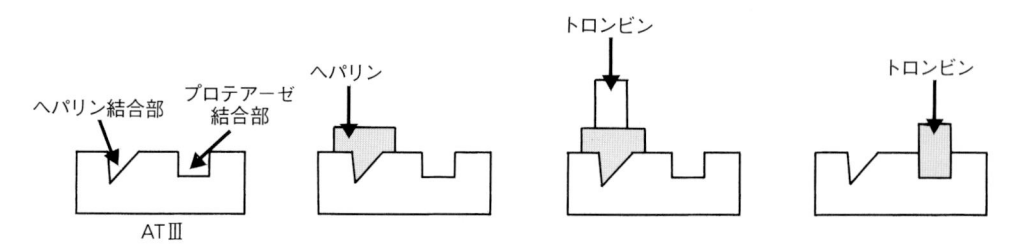

図97 AT IIIとヘパリンによるトロンビン阻害作用
AT IIIの存在下にてヘパリンのトロンビン阻害活性は1000倍以上に促進される．

16 産科 DIC
disseminated intravascular coagulation

　血管内の血液の凝固系が活性化され，凝固性が異常に亢進し，微小循環系において血液が凝固し，全身に播種状に多数の微小血栓を形成する疾患である．産科DICは他領域のDICと比較して，予想が困難で突然に発症して，急速に経過し，かつ激症で重篤な事態になりやすいのが特徴である．

1．原因と基礎疾患

　組織トロンボプラスチンの母体血管内への流入により，凝固因子が活性化されて凝固性が異常に亢進して発症する．しかし，凝固系活性物質がいかなる機序により血管内に流入するかは不明である．
　脱落膜，胎盤には組織トロンボプラスチンが多く含まれ，産科DICではこれらが関与している場合が多い．
　産科DICをきたしやすい基礎疾患としては，常位胎盤早期剥離が約半数を占め，ほかに大量出血性ショック，重症妊娠中毒症，HELLP症候群，羊水塞栓，感染症，異型輸血，死胎児症候群，などに生じやすく注意を要する．

2．病　　態

1）凝固系因子の消費性低下
　すべての凝固系因子が低下するが，なかでもフィブリノーゲン，プロトロンビン，第V，VIII，XII，XIII因子などの低下が著明である．
　活性化された凝固因子は血中の凝固阻止物質，とくにアンチトロンビンIII（AT III）などと複合体を形成し不活性化され，網内系で捕らえられ，血中から消失する．その結果，凝固系因子とともに凝固阻止物質も消費性低下をきたし，出血傾向となり，出血した血液は凝固せず凝固塊を認めない．

2）線溶系の消費性低下
　血栓溶解のために線溶現象が生じる．線溶の異常亢進により止血目的で形成された血栓は溶解され，易出血をきたす．血管壁から放出されたプラスミノーゲン・アクチベータはプラスミノーゲンに作用してプラスミンを産生し，プラスミンはフィブリンに作用し血栓を溶解する．その結果，産生されたFDPはトロンビンによるフィブリン重合を阻止し，血小板凝集作用を抑制するなど出血傾向を助長する作用がある．

3）血小板の消費性低下

消費性凝固障害は急性DICにみられ，血小板は回復が遅いため慢性，急性ともに低下する．

慢性DICの場合には回復傾向の早いフィブリノーゲン，V，VIII因子は産生が消費を上回り，これら凝固因子の増加がみられる．

3．産科DICの診断

産科DICは突発的に発生し，経過が急速で，早急な治療を要するため時間的な余裕がなく，基礎疾患の重要性と臨床症状に重点をおいた真木の産科スコアが診断に用いられる（**表11**）．

表11　産科DICスコア（真木）

I．基礎疾患	点数	II．臨床症状	点数	III．検査項目	点数
a．常位胎盤早期剥離		a．急性腎不全		・血清FDP≧10μg/ml	1
・子宮硬直，児死亡	5	・無尿（≦5ml/hr）	4	・血小数≦10×104/μl	1
・子宮硬直，児生存	4	・乏尿（5＜～≦20ml/hr）	3	・フィブリノーゲン	1
・超音波断層所見および	4	b．急性呼吸不全		≦150mg/dl	
CTG所見による早剥の診断		（羊水塞栓症を除く）		・プロトロンビン時間（PT）	1
b．羊水塞栓症		・人工換気または時々の	4	≧15秒（≦50%）または	
・急性肺性心	4	補助呼吸		ヘパプラスチンテスト≦50%	
・人工換気	3			・赤沈≦4mm/15分	1
・補助呼吸	2	・酸素放流のみ	1	または≦15mm/時間	
・酸素放流のみ	1	c．心・肝・脳・消化管などに		・その他の凝固・線容・	1
c．DIC型後産期出血		重篤な障害がある時はそれ		キニン系因子	
・子宮から出血した血液	4	ぞれ4点を加える		（例：AT-III≦18mg/dlまた	
または採血血液が低凝		・心（ラ音または泡沫性の	4	は≦60%，プレカリクレイン，	
固性の場合		喀痰など）		α₂-PI，プラスミノーゲン，	
・2,000ml以上の出血	3	・肝（可視黄疸など）	4	その他の凝固因子≦50%）	
（出血開始から24時間以内）		・脳（意識障害および痙攣など	4		
・1,000ml以上2,000ml	1	・消化管（壊死性腸炎など）	4		
未満の出血		d．出血傾向			
（出血開始から24時間以内）		・肉眼的血尿およびメレナ，	4		
d．子　癇		紫斑，皮膚粘膜，歯肉，注			
・子癇発作	4	射部位などからの出血			
e．その他の基礎疾患	1	e．ショック症状			
		・脈拍≧100/分	1		
		・血圧≦90mmHg（収縮期）	1		
		または40%以上の低下			
		・冷汗	1		
		・蒼白	1		

産科DICの判定　　7点以下　：その時点ではDICといえない
　　　　　　　　　8～12点：DICに進展する可能性が高い
　　　　　　　　　13点以上：DICとしてよい
　　　　　　　　（注：DICと確診するためには，13点中2点，またはそれ以上の検査成績スコア
　　　　　　　　　が含まれる必要がある）

1）基礎疾患からの診断
　常位胎盤早期剥離の場合が最も多く，後産期大量出血，帝切合併DIC，子癇，HELLP症候群，羊水栓塞，などの順に多い．

2）臨床症状からの診断
　（1）一見して前ショック状態で重篤な感じである．
　（2）出血した血液の凝固性は乏しく，サラサラして凝固しないか，または凝血塊が柔らかく小さい．
　（3）注射部位，口腔鼻粘膜出血など全身の出血傾向を認める．

3）検査所見からの診断（図98）
　（1）赤沈の値が1時間値15mm以下，15分値4mm以下なら基礎疾患の存在を勘案し，DICによる低フィブリノーゲンを考える．赤沈の値はフィブリノーゲン量に関係し，経時的に検査する必要がある．
　（2）出血時間を耳垂に小切開を加えて測定する．
　5分以上は異常，血管収縮により false negative の場合もある．
（3）全血凝固時間の測定
　時間の測定よりもフィブリノーゲンの低下により，凝血塊の有無，さらには凝血塊が小さく柔らかいかのチェックが重要．
　血管を何回も刺した場合，組織トロンボプラスチンが混入して短縮することもあるため要注意．
★ 診断は基礎疾患を重視することが重要であり，DICは慢性か急性かにより凝固系の検査成績は異なるため，これを加味して総合的に診断する．
★ 確診のための検査
　血管確保の際に，3.8％のクエンサンNa1容に対して血液9容の比率で採血し，一部は赤沈に，ほかは血液検査に提出もしくは4℃の冷蔵庫に保存する．
★ DIC状態は静止しているのではなく，一つの流れであって，凝固亢進，線溶亢進，そしてこれら機能が疲労困憊しきった状態にもなる．したがって，診断・治療は経時的に凝固，線溶の検査を繰り返すことが重要である．

4．産科DICの治療

1）基礎疾患の早期排除
　原因の基礎疾患の早期排除がもっとも重要である．
　時間が長引けばそれだけ重症となり，予後は悪くなる．
　DICには凝固亢進期，線溶亢進期，さらには消費性凝固障害期などの時期があり，それぞれの時期に適した治療を行う必要がある．

2）ヘパリン療法
　産婦人科領域では，この適応となる場合は羊水塞栓，血液型不適合輸血の場合で，

第16章　産科DIC

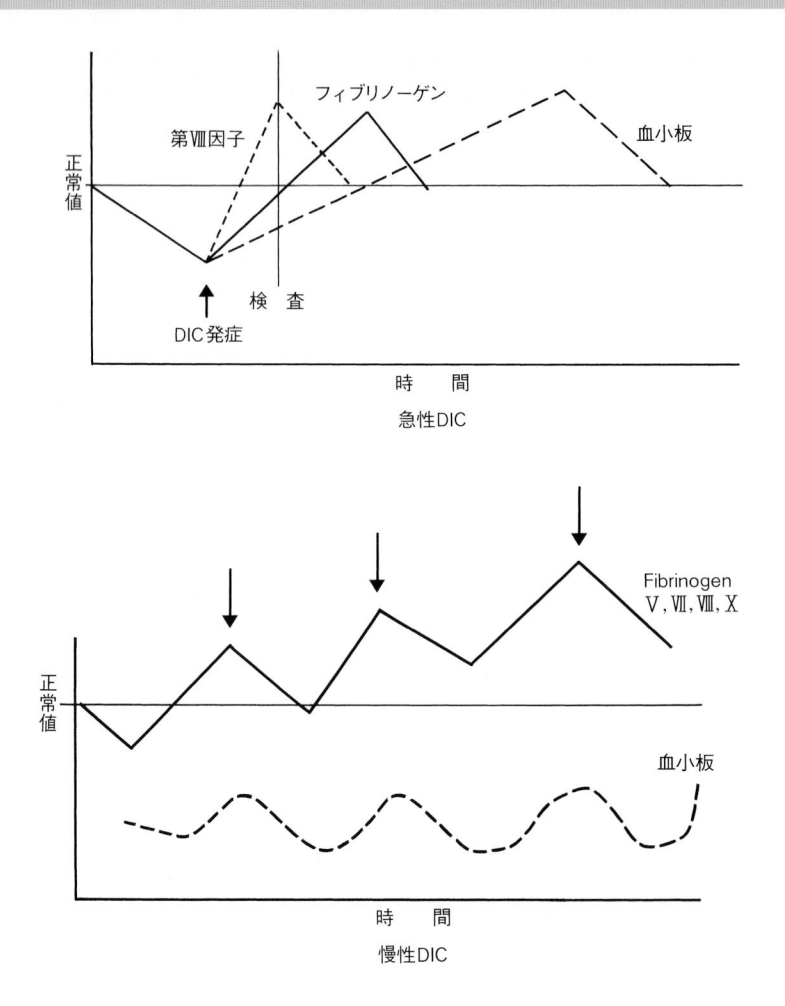

図98　DICにおける凝固系の変動

　急性DIC（上図）ではDIC発症直後はいずれも減少するが，再生されるときはオーバーシュート気味に生産され，その速度は凝固因子により異なる．検査の時期では第VIII因子：高値，フィブリノーゲン：正常，血小板：低値となる．
　慢性DIC（下図）では軽度な凝固活性化（↓）が何度も繰り返し生じ，回復，再生の速度の早い因子は増加して正常値を上回るが，血小板は回復が遅く低値のままである．

　ヘパリン 3,000〜5,000単位を one shot で静注し，出血傾向をみながら1〜2万単位を1日量とする．ヘパリンはアンチトロンビンIII（AT III）の存在下にて抗凝固作用を示し，DICのようにAT IIIが低下，ことに50％以下の場合では効果ない．AT III は抗トロンビン，キニン，プラスミン作用がある．
　★　ヘパリン療法は凝固性亢進の時期において効果的であって，消費性凝固障害になりきった時期では効果は期待しえない．

4. 産科DICの治療

表12 DIC治療薬 (serine protease inhibitor) の作用と用法

薬剤 \ 作用	抗凝固作用	抗線溶作用	抗キニン作用	抗トリプシン作用	用法
FOY（メシル酸ガベキサート）	○	○	○	○	20〜39mg/kg/day 持続点滴静注
フサン（メシル酸ナラアモスタット）	○	○	○	○	0.06〜0.20 mg/kg/hr 持続点滴静注
ノイアート，アンスロピンP（アンチトロンビンIII）	○				40〜60単位/kg 点滴静注
ヘパリンナトリウム	○				5,000〜2万単位/day 持続点滴静注
フラグミン（低分子ヘパリン）	○				75単位kg/day 持続点滴静注
トラジロール（アプロチニン）		○	○	○	50〜200万/day 持続点滴静注
トランサミン（トラキサム酸）		○			500〜2,500mg/day 点滴静注
ミラクリット（ウリナスタチン）				○	1回10万単位，1日1〜3回 静注，点滴静注

ヘパリンおよびフラグミンはAT IIIの存在下にて抗凝固作用を発揮する．

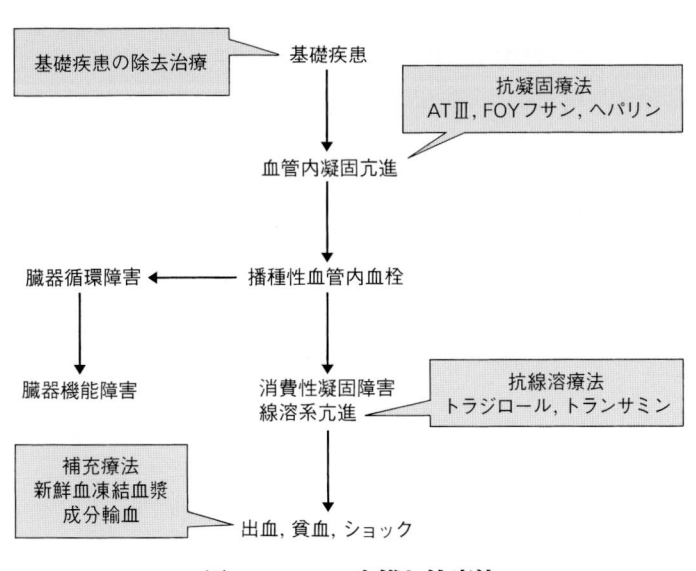

図99 DICの病態と治療法

3）補 充 療 法

出血性ショックであれば濃厚赤血球輸血，膠質輸液，さらに凝固因子補充をかねて新鮮凍結血漿，そして血小板減少に対して血小板濃厚液の輸血を行う．

4）酵素阻害療法

産科DICでは凝固系ならびに線溶系が亢進している場合が多く，凝固線溶系の抑制を目的にフサン，FOYの持続点滴投与をする．線溶系の異常亢進にはトラジロール，トランサミンが有効であるが，線溶は微少血栓を溶解し臓器障害を防ぐ生体反応であり，産科における急性DICでは線溶療法を重視する必要はなく，止血したら早めにきりあげる必要がある．ミラクリッドは抗ショック作用が強く，循環不全には有効である．

5）その他の療法

DICの際，アシドーシス（acidosis）になりやすく，アシドーシスはDICを助長しえることから重曹によるアシドーシスを防止，補正する必要がある．

【DIC後の管理】

DICによる腎機能不全，Sheehan症候群，創部離開などの臓器障害がある．産科領域のDICは一過性で，危機を脱すれば多くは順調に経過する．しかし，一度よくなったかにみえても 悪化，または緩解しない場合があり，経時的に検査を行いフォローする必要がある．

17 胎児 well being 検査

1．羊水量からの胎児情報

　羊水は緩衝作用に加えて，児の発育ごとに胎児の肺の発育に必要であり，羊水量は fetal well being の指標として，胎児の機能，状態を判定するうえで重要な意義を有している．

　羊水は，妊娠中期以後は胎児尿が主たる産生源であり，その産生量は妊娠後期で1日600～800ml 産生され，一方，吸収は胎児の嚥下と呼吸様運動により胎児内に取り込まれ，腸管から1日200～450ml，残りは肺から吸収されているものと推測されている．したがって，胎児の尿産生，嚥下を介して胎児の機能が判明しえる．

　羊膜からの代謝については明確にされていない．

　羊水量は妊娠38週頃が最大値で，以後尿産生量の低下により次第に減少する．

1）羊水量の測定
（1）羊水ポケット法
　羊水量の簡便な半定量法として，超音波断層診断装置にて最も大きな羊水腔における子宮内腔壁と，胎児部分に至る深さ（羊水ポケット）を測定する．1～2cm以下を羊水過小，8cm以上を羊水過多としている．

（2）AFI（amuniotic fluid index）
　仰臥位にて妊娠子宮を臍部を中心に4分割し，超音波プローブを患者の長軸に

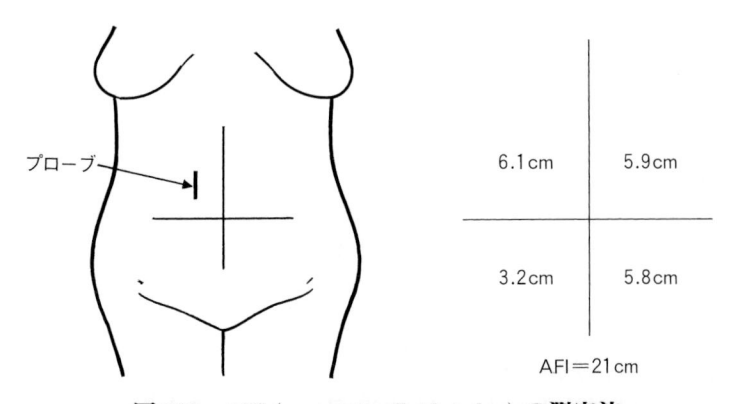

図100　AFI（amuniotic fluid index）の測定法

沿って垂直に置き，それぞれの羊水腔の最大深度を測定し，その和をcmで表す（図100）．5cm以下を羊水過小，24〜25cm以上を羊水過多としている．

2）羊水過少と胎児機能

一般に羊水過少は羊水量 100ml以下，羊水ポケット 1〜2cm以下，AFI 5cm以下とされている．その主な原因は胎児尿路系の異常，胎盤機能不全による胎児腎血流量の減少による尿産生量の低下に起因している．

とくに子宮内胎児発育遅延（IUGR）においては，胎児胎盤血流量の減少により低酸素状態になりやすく，また過期妊娠では羊水過少のため臍帯圧迫による胎児仮死を伴う場合もあり，厳重な管理が必要である．

さらに，胎児肺は呼吸様運動により発育するため，羊水過少の場合，呼吸様運動が抑制され，肺胞の伸展が障害され，肺発育障害による肺低形成をきたす．

このような意味から羊水量は，fetal well beingの指標となっている．

羊水過少症の原因
【胎児因子】
34％は排尿障害による胎児尿路系の異常による．

腎臓無形成，腎臓低形成，嚢胞腎など尿産生能低下に起因しており，尿路，尿道異常合併では水腎，尿管および膀胱拡張を認める．

★ Potter syndrom：羊水過少により胎児部分が子宮壁に圧迫されて異常形成が認められる．
  a．顔貌異常：長頭蓋，扁平鼻骨，耳介扁平，小顎症
  b．四肢の異常：内反足
  c．肺低形成
  d．子宮内胎児発育遅延（IUGR）

【母体因子：子宮胎盤機能不全】
  a．子宮内胎児発育遅延（IUGR）
  b．妊娠中毒症
  c．過期妊娠

3）羊 水 過 多

羊水量が800ml以上，羊水ポケット 8cm以上，そしてAFI 24〜25cm以上を羊水過多としている．

羊水過多の原因
【胎児因子】
主として中枢神経系と消化管系の先天奇形による．
  a．産生過剰：胎児漿膜が直接羊水に接する場合
腹壁破裂，髄膜瘤，脊椎破裂では胎児漿膜が羊水腔に露出し水分浸出により羊水過多を生じる．
  b．吸収異常：腸管，肺異常
上部消化管閉鎖では羊水が腸に達せず吸収しえないことから，また高度無脳児，

水頭症では嚥下反射が生じず，羊水を嚥下吸収しえないことから羊水過多となる．
【母体因子】
糖尿病．

2．NST（non-stress test）（表13）

　陣痛その他ストレスのない状態で記録した胎児心拍数図のテストで，横臥位低血圧症候群をきたすことがあり，セミファーラ姿勢が望ましい．
　胎児は20分間隔で寝起きしており，起きている場合には10分間に2回以上の胎動が，そしてvariabilityやaccelerationがみられる．
　しかし，寝ている状態では胎児心拍数の変動はなく平坦である．最低40分間記録する（reactiveの所見があればこれ以下でもよい）．
【判　　定】
　胎動に伴ってaccelerationが20分間に2回以上出現する場合reactiveと判定され，胎児は元気（well being）である．
　accelerationが2回未満の場合はnon reactiveであり，睡眠様安静状態にあり（resting phase），触診などの刺激によりreactiveとなった場合にはreactiveと判定される．刺激に対して変化がない場合にはNSTを1日2回以上繰り返し，胎児状態の変化，ことに仮死移行に注意する．

表13　NSTによる診断（判定基準）と処置

判定	NST所見	判定基準	管理方針
Ⅰ型	reactive	一過性頻脈（15bpm，15秒以上）20分間に2回以上	経過観察
Ⅱ型	nonreactive reactive	一過性頻脈の消失 触診による胎児刺激 一過性頻脈の出現	NST
Ⅲ型	nonreactive	一過性頻脈の消失	NST頻回に（1日2回）
Ⅳ型	胎児仮死の疑い	持続性頻脈 軽度変動一過性頻脈，持続的な胎児心拍基線細変動の減少 sinusoidal pattern	厳重注意 NST反復
Ⅴ型	胎児仮死	高度徐脈の持続 遅発一過性徐脈 高度変動一過性徐脈 胎児心拍数基線細変動の消失	帝王切開

3. biophysical profile score (BPS)（表14）

NSTではreactivaかnon reactiveかいずれかに判定されるため，偽陽性が多くなる欠点がある．Manning（1980）はこれらの欠点を補足するため，超音波による胎児行動や羊水量などの項目を加え，多角的にきめ細かく点数で評価する方法を提唱した．本法によりNSTよりも，より正確な診断と段階的な対応が可能になった．

表14　Biophysical profile score（BPS）

項　　目	2　点	0　点
胎児の呼吸様運動	30分間に30秒以上続くものが，少なくとも1回以上	なしかそれ以下（30秒以内のもの）
大きい躯幹の動き	30分間に3回以上の躯幹と四肢の分離した胎動（持続した胎動は1回とする）	2回以下
四肢の緊張	30分間に1回以上の四肢の屈曲，伸展の運動．手掌の開閉運動が少なくとも1回ある	動きがないか，非常にゆっくり
NST	30分間に2回以上の胎動を伴ったaccerelationがある（reactive）	2回以下のaccerelation（non reactive）
羊水量	2面の垂直面からみた直径1cm以上の羊水ポケットが1個以上	直径1cm以下のもの

BPSの評価と管理方針

8～10点	ローリスク	週1回反復，過期妊娠で羊水量減少～Bishop scoreが良好なら胎児娩出
6点	胎児仮死の疑い	24時間以内に検査を反復，再度6点以下なら胎児娩出
4点	潜在胎児仮死の疑い	36週以後なら胎児娩出，36週未満で肺未成熟なら24時間以内に検査を反復，再度6点以下か，羊水量減少があれば胎児娩出
2～0点	胎児仮死	2時間観察して，常に4点以下なら胎児娩出

4. 胎動カウント法

妊婦の胎動初覚時期は初産婦19週，経産婦17週頃であり，以後次第に頻度を増すが，妊娠末期になると減少する場合が多い．

胎動は中枢神経系の活動を反映し，低酸素状態では減少することから，胎児の状態評価に簡便で有用な方法である．

種々の方法が提唱されているが，一定の時刻を定め10回の胎動を自覚するに要した時間を毎日表に記録していく方法が多く用いられている．

6．子宮内胎児発育遅延（IUGR）

平均は約21分で，2時間以上要する場合は異常としてNST，BPS検査の再評価を行う．

5．超音波ドップラー法による評価（図101，102）

超音波ドップラー法により血流を計測し，血流動態を評価する方法で，臍帯動脈，胎児下行動脈，子宮動脈，胎児中大脳動脈などが対象となる．

末梢血管床の血管抵抗が増大すると拡張末期に血流が減少し，妊娠中毒症子宮内胎児発育遅延（IUGR）などでは途絶，逆流を示す場合がある．この場合，入院のうえNST，BPSなどで厳重な分娩監視する必要がある．

本検査は一般的に妊娠中毒症，子宮内胎児発育遅延などハイリスク妊娠に対して行われている．

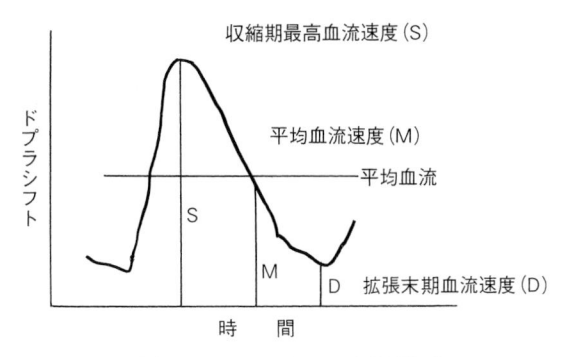

図101 ドップラー血流波形
Resistance index（RI）＝（S－D）/S
Pulsatility index（PI）＝（S－D）/M
末梢血管床の血管抵抗を示し，血管抵抗が増大すると拡張末期の血液速度が低下し，この値が増大する．また，拡張期から収縮期の過程でnotch（切れ込み）の波形がみられる．

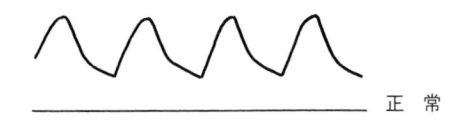

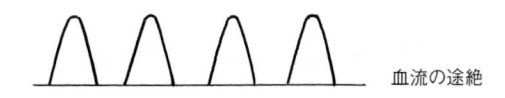

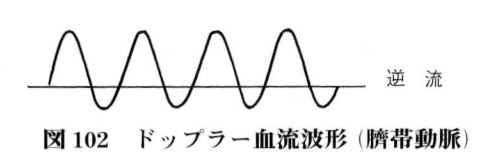

図102 ドップラー血流波形（臍帯動脈）

6．子宮内胎児発育遅延（IUGR）

従来よりintrauterine growth retardationとされていたが，retardationは精神的な発達遅延を意味することから，最近ではrestrictionとされる傾向にある．超音波による胎児部分の諸計測より算出された推定体重が，胎児のwell beingの評価方法となっている．胎児の発育は妊娠22週頃より直線的に体重は増加し，妊娠37週頃より鈍化するが，体重増加の推移も重要な評価方法である．

子宮内胎児発育遅延の背景には，胎盤血流の減少による胎盤機能不全が介在しており，NST，羊水量，血流計測などの評価も必要である．

1）胎児発育の用語と定義

胎児発育の評価として体重に加えて身長の評価も加えられた（**表15**）．
（1）Light for date（軽い児）
妊娠期間に対して体重が10パーセンタイル未満，身長は10パーセンタイ

第17章 胎児 well being 検査

表15 出生時胎児発育基準（1983年度厚生省研究班，1994年改訂）

体重

妊娠週数	男児 初産 90%タイル	男児 初産 10%タイル	男児 経産 90%タイル	男児 経産 10%タイル	女児 初産 90%タイル	女児 初産 10%タイル	女児 経産 90%タイル	女児 経産 10%タイル
24	871	529	871	529	864	436	864	436
25	1,017	614	1,017	614	1,000	520	1,000	520
26	1,181	710	1,181	710	1,134	623	1,134	623
27	1,356	824	1,356	824	1,303	737	1,303	737
28	1,531	940	1,531	940	1,479	861	1,479	861
29	1,706	1,054	1,706	1,054	1,654	986	1,654	986
30	1,881	1,179	1,881	1,179	1,830	1,110	1,830	1,110
31	2,067	1,313	2,067	1,313	2,014	1,226	2,014	1,226
32	2,263	1,457	2,263	1,457	2,199	1,341	2,199	1,341
33	2,446	1,554	2,513	1,597	2,363	1,437	2,423	1,497
34	2,641	1,690	2,737	1,769	2,547	1,553	2,646	1,634
35	2,857	1,854	2,971	1,943	2,763	1,717	2,908	1,812
36	3,073	2,036	3,208	2,146	2,983	1,937	3,166	2,043
37	3,294	2,266	3,431	2,386	3,176	2,164	3,363	2,317
38	3,464	2,444	3,614	2,586	3,348	2,372	3,508	2,532
39	3,594	2,566	3,737	2,743	3,480	2,529	3,623	2,697
40	3,701	2,647	3,844	2,807	3,581	2,639	3,691	2,766
41	3,771	2,717	3,928	2,849	3,651	2,709	3,741	2,807
42	3,840	2,769	3,986	2,863	3,701	2,759	3,780	2,829
43	3,884	2,792	4,034	2,877	3,721	2,779	3,798	2,839

身長

妊娠週数	90%タイル	10%タイル
24	35.0	29.0
25	36.8	30.2
26	38.5	31.3
27	40.0	32.6
28	41.2	34.0
29	42.5	35.3
30	43.8	36.6
31	45.0	37.8
32	46.1	38.9
33	47.1	40.1
34	48.2	41.3
35	49.1	42.6
36	50.0	43.9
37	50.9	45.1
38	51.5	46.1
39	52.2	47.0
40	52.5	47.5
41	52.7	47.8
42	52.8	48.0
43	52.9	48.2

ルを超える場合．

（2）small for date（小さい児）

妊娠期間に対して身長も体重も，ともに10パーセントタイル未満の場合と定義されている（1994，日産婦用語委員会）．

胎内での身長に対する評価は困難であり，両者の区別は厳密には難しいことから，一般に胎児ではIUGRの言葉が用いられている．

2）IUGRのタイプ

（1）symmetrical IUGR

先天性，遺伝性要因により妊娠早期より細胞増殖期に影響を受け，胎児の細胞数が減少し，胎児頭部，躯幹も，ともに発達が著明に抑制されるタイプで，先天性奇形が高い頻度を占めている．

（2）asymmetrical IUGR

妊娠中毒症の場合など，胎盤血流障害により妊娠中期以降の細胞肥大期に影響を受け，発育が抑制される場合で，脳血流は brain sparing effect により発育は保持されるが，生命維持に直接重要でない臓器は犠牲となる．その結果，頭部の発育は良好であるが，躯幹の発育は不良で asymmetry となる．

18 産科手術

1. 会陰切開

分娩時に最も多用されている術式である．

児頭の娩出時に会陰は大きく伸展し，菲薄化して裂傷が生じやすく，自然に発生した裂傷よりも，前もって切開を加えた方が創部の融合が良好であり，縫合しやすい利点がある．

児頭が発露しはじめ，会陰が十分膨隆した時期に切開を加える．

1）適　　応
（1）吸引，骨盤位，鉗子分娩などの際，過度の裂傷が予想される場合．
（2）胎児仮死など急速墜娩を要する場合．
（3）会陰の伸展が不良で明らかに裂傷が予想される場合．

2）種　　類（図103）
（1）正中切開

会陰中央より肛門に向かって切開を加える方法で，創部のずれがなく，縫合しやすい利点がある．しかし，肛門括約筋，直腸までの裂傷が生じやすい欠点がある．

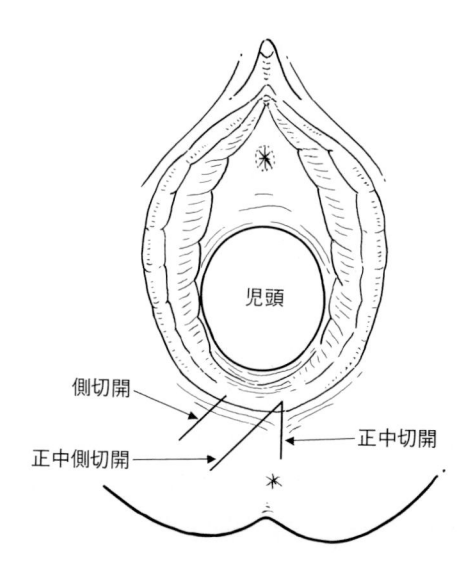

図103　会陰切開の種類

(2) 側切開
　会陰中央より約2cm側方から座骨結節に向かって4cm前後の切開を加える方法で，創部のずれが大きく縫合し難く，瘢痕が目立ちやすい．利点として肛門括約筋，直腸の損傷が生じない．

(3) 正中側切開
　会陰中央より側下方斜めに座骨結節に向かって切開を加える方法で，上記2方法の欠点をほぼ補い，多用されている．

【会陰裂傷の程度】
　A．第1度会陰裂傷：会陰の皮膚，腟上皮など表層組織に限局する裂傷．
　B．第2度会陰裂傷：腟括約筋，浅会陰横筋に及ぶが，肛門括約筋は損傷されていない裂傷．
　C．第3度会陰裂傷：肛門括約筋に及ぶが肛門，直腸粘膜は損傷されていない裂傷．
　D．第4度会陰裂傷：肛門，直腸粘膜に達する裂傷．

2．吸引分娩

　陰圧を利用して吸引カップを胎児先進部に吸着させ，これを連結し，下方に牽引し，胎児を娩出させる方法である．
　児頭を牽引しえる力の大小は，吸引カップの大きさ（吸着面積）と作用する陰圧の強さにより決まり，大きい吸引カップを使用した方が強い牽引力が得られ，人工産瘤が生じにくい（**表16**）．

表16　吸引カップ（金属）と耐牽引力（貴家寛而）

カップ直径	陰圧 (mmHg) 400	500	600	耐牽引力 (kg)
5.0cm (大)	10.6	13.2	16.0	
4.3cm (中)	7.9	9.9	11.8	
3.3cm (小)	4.6	5.8	7.0	
1cm²に加わる陰圧 (kg)	0.54	0.68	0.81	

大きい径のカップの方が強い牽引力に耐えられ，大きいカップを使用した方が良い．

1) 適　応
　分娩第2期を短縮させ，急速墜娩をはかる場合に使用される．
　胎児仮死，遷延分娩，微弱陣痛や腹圧不全，そして母体の心臓，肺疾患などの合併症を有し，母体への精神的，肉体的負担を軽減させる場合に使用される．

2．吸引分娩

2）操作条件

条件として子宮口が全開大し，破水し，CFDがなく，station ＋1位で，矢状縫合がほぼ前後径に一致している場合が適当である．

カップの間に軟部組織を挟み込まないようにし，最終陰圧 600mmHg にて陣痛に合わせて骨盤軸に平行して牽引する．1回の牽引は2分以内とし，全牽引時間は15分以内，回数は数回が望ましい．

3）カップの離脱

牽引方向が吸着面に直角でない場合に離脱しやすい．離脱の際に大きな外力が加わり，皮膚，皮下組織の損傷，帽状腱膜下出血などを生じる．2～3回の吸引で下降しない場合や，産瘤が大きく十分な牽引が得られず，3回離脱したら中止し，ほかの方法を選択する（**図104，105**）．

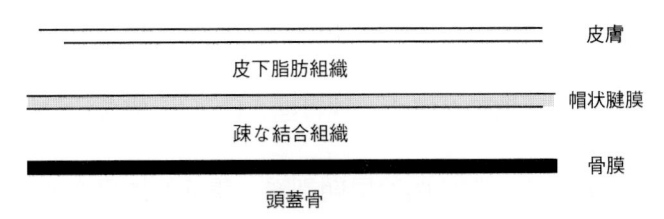

図104　頭皮の解剖所見
吸引では帽状腱膜下出血を来し，高ビリルビン血症を生じやすい．頭血腫は頭蓋骨と骨膜の間に生じる血腫である．

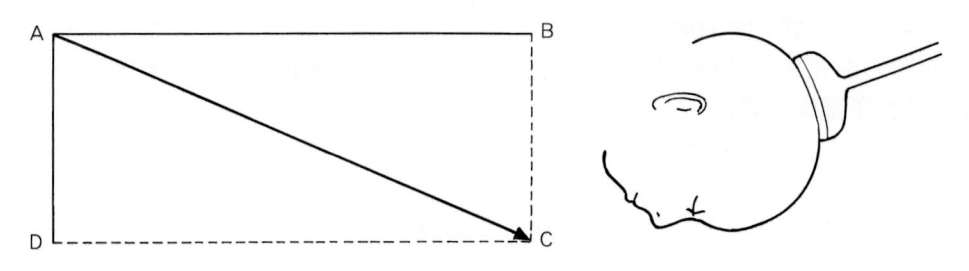

図105　吸引カップの装着と牽引方向
左図：A‐Cの方向に牽引するとA‐Bの牽引力しか得られず，A‐Dの滑脱力が働くため滑脱する．カップに垂直方向に牽引する必要がある．
右図：吸引カップ吸着面に垂直に，骨盤軸に沿って牽引する．

4）合併症

母体：腟，会陰，頸管裂傷を生じやすい．
胎児：頭皮剥離，頭血腫，帽状腱膜下出血を生じやすい．
Bechmanは以下の合併症を報告している．

　　頭蓋骨亀裂骨折　8％．
　　眼底出血　50％，（対照20％）生後3日前後で消失する．

脳波異常　19%，生後1ヵ月以内で正常になる．
高ビリルビン血症をきたしやすい．

5）吸引と鉗子との比較
(1) 牽引力は鉗子に劣るが，児頭への内圧は鉗子より低い．
(2) 母児へ及ぼす損傷などの影響は鉗子より少ない．
(3) 回旋を必要とする場合は，鉗子の方が優れている．
出口部での使用は米国では鉗子の方が安全と考えられ，日本とは考えが逆である．

3. 帝王切開

急速墜娩術の代表的なものであり，児に対する負担は少ないが，母体への侵襲はほかの急速墜娩術と比較して最も大きい．したがって，適応を厳密にすべきである．

1）適　　応
経腟分娩が不可能または危険な場合　狭骨盤，CPD，横位，軟産道強靱，前置胎盤，子宮頸部筋腫など．
母体の危険を避ける場合　常位胎盤早期剥離，重症妊娠高血圧症候群，子癇，心肺疾患など．
胎児側因子　胎児仮死，臍帯脱出，早産未熟児，多胎，IUGRなど．
社会的適応　骨盤位，長期不妊治療妊娠の貴重児，前回帝王切開分娩など．

2）術　　式（図106）
腹膜外の術式もあるが，ほとんど経腹膜（腹腔内）帝王切開術である．
(1) 子宮下部横切開法
膀胱子宮窩腹膜への横切開により，膀胱を下方に剥離し，露出した子宮下部に横切開を加え，胎児を娩出させる方法である．
膀胱子宮窩腹膜は子宮との結合が疎で，剥離が容易であり，かつ十分余裕がある

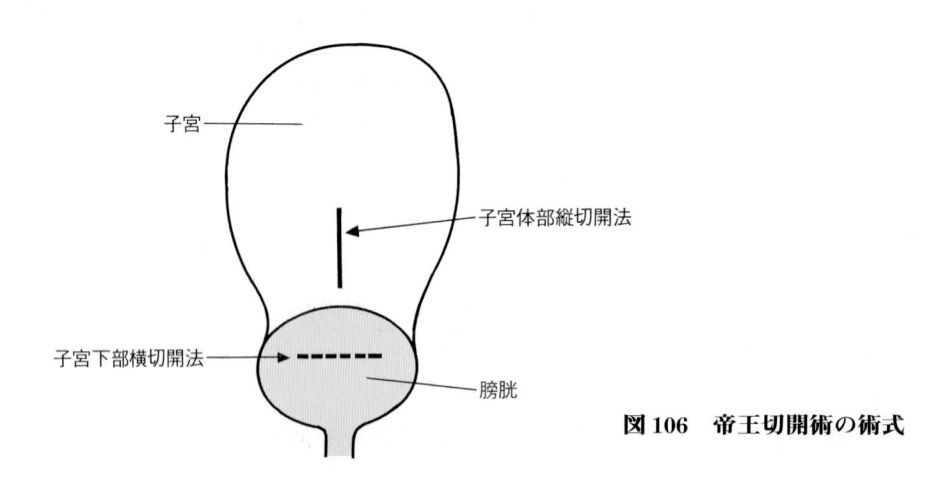

子宮
子宮体部縦切開法
子宮下部横切開法
膀胱

図106　帝王切開術の術式

ことから，子宮壁切開創部を膀胱子宮窩腹膜にて完全に覆うことが可能である．したがって，術後の腹腔内癒着を生じ難い利点があり，この術式が現在多用されている．

(2) 子宮体部縦切開法

子宮体部に縦方向に切開を加え，胎児を娩出させる方法である．下部横切開法と比較して手術操作が比較的容易である．

しかし，子宮体部では表面を覆っている漿膜と子宮との結合は密で，余裕がないことから，切開創部を漿膜で完全に覆うことが難しく，創部に漿膜の欠損部を生じやすく，術後癒着をきたしやすい欠点がある．

現在では陣痛未発来の早産例などにおいては，子宮下部が十分伸展していないため筋層が部厚く，下部横切開法では早急に胎児を娩出し難いため，本法が施行される場合もある．

【手術後の腹腔内癒着】

腹腔内臓器の表面は漿膜で覆われ，臓器間の癒着を防止している．手術に際しては，臓器間の癒着防止のために，腹腔内臓器の表面に漿膜欠損部を生じないようにするのが鉄則となっている．

3) 帝王切開頻度

1956年～1960年の全国調査では3.79%であったが，1975年～1977年の調査では6.56%と漸次増加しており，現在ではほぼ17%前後と考えられる．

4) 手術時の注意留意事項

(1) 多胎，骨盤位，妊娠30週未満の早産例や陣痛未発来などでは，子宮体下部の伸展が十分でなく，子宮筋層が厚く胎児娩出に手間取りやすい．

(2) 妊娠子宮は捻転しており，円靱帯を目安にして左右に片寄らないように切開を加える．片寄った場合，子宮血管を損傷し大出血をきたす．

(3) 破水の有無に注意する．未破水の場合，子宮筋層が全層切開されると卵膜が膨隆し，卵膜切開後に胎児を娩出させるため，胎児を損傷しないが，破水している場合，筋層直下に胎児部分があるため切開時に，胎児に創傷をあたえる恐れがある．

5) 帝王切開後の次回分娩（図107）

前回の切開創部の瘢痕融合状態について，諸検査で正確な所見は得られ難い．前回帝王切開後の次回経腟分娩（vaginal birth after cesarian section；VBAC）における最大のリスクは子宮破裂である．

カリフォルニア大学でのVBAC 6,021例中，子宮破裂70例（1.2%），子宮創部離開67例（1.1%）の報告がある．

これまでわが国のVBAC率は50%前後の報告が多くみられるが，子宮破裂をきたした場合，胎児死亡，子宮摘出など重篤な事態となることからVBAC率は漸次低下の傾向にある．

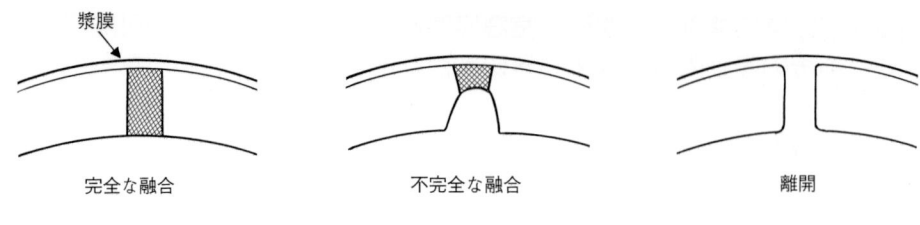

図107　子宮壁創部の治癒状態
（完全な融合／不完全な融合／離開）

【帝王切開の名称由来】

（1）Julius Caeserが母親から帝王切開によって生れたとする説であるが，当時本術式は致死的な術式であり，母親は生存していることから真実性がない．

（2）ローマ皇帝 Numa Pompiliusは，妊婦が死亡した場合，子宮を切開して胎児を取り出して埋葬すべき法律 lex regia が出された．その後，Caeser 時代にはlex caesaria帝王法と呼ばれるようになったことから帝王切開の名が生じたとする説で，現在の定説とされている．

（3）caesareaはラテン語で『切られたもの』の意味があり，これから生じたとする説である．sectio caesarea はどちらも同じ切開の意味であり疑わしい．ほかにcaesareaは字が似ているのでいつの間にか帝王という名称となったとする説もある．

4．骨盤位牽引術

子宮口の全開を確認した後に施行する．

骨盤位娩出は終始自然経過に委ねる場合と，人工的に介助する牽引術により娩出させる方法がある．そして，牽引術には最初より積極的に娩出をはかる完全牽引術と，分娩経過の途中から牽引する部分的牽引術がある．通常は肩甲骨下端が陰裂に露出した時点より行う部分的牽引術が行われている．

あらゆる場合に対応可能な不全足位の完全牽引術について説明する．

牽引術は大きく次の3段階に分けられる．
　1）臍部までの牽引娩出術
　　（1）下肢牽引術
　　（2）殿部牽引術
　　（3）躯幹牽引術
　2）肩甲上肢の解出術
　3）後続児頭牽引術

1）臍部までの牽引娩出術

児の足と同側の術者の手で，足根部を示指と中指で挟み，児足を後下方に牽引する（図108）．

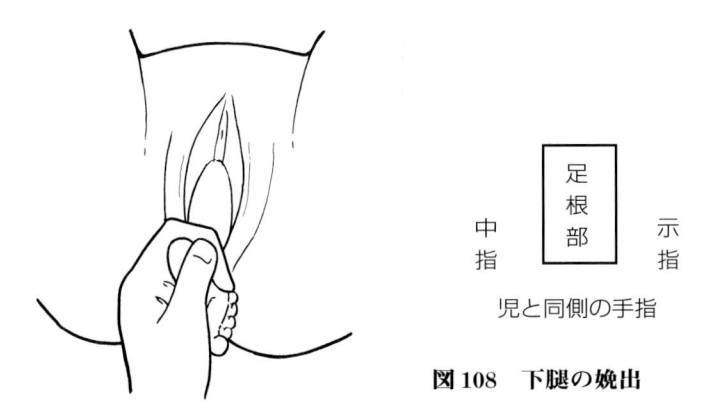

| 中指 | 足根部 | 示指 |

児と同側の手指

図108　下腿の娩出

腓腸面を拇指で，ほかの4指は児の下腿を前方にて握り後下方に牽引する．両側で握ってもよい（図109）．

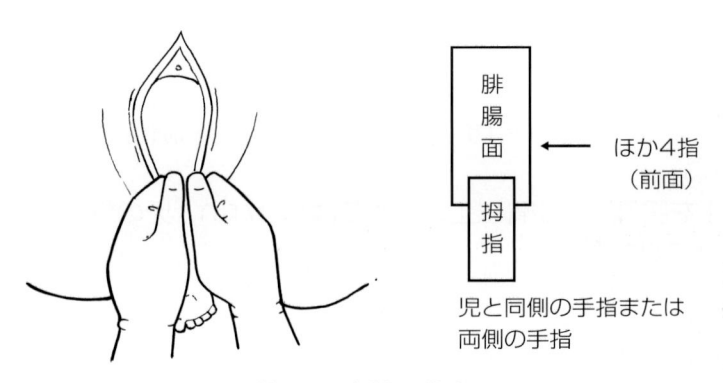

腓腸面　←ほか4指（前面）
拇指

児と同側の手指または両側の手指

図109　大腿の娩出

下腿部娩出の場合と同様に，できるだけ母体の陰門に近い部位で把握して牽引する．児背が母体の前面にくるように，そして牽引足が前在足であることに留意する（図110）．

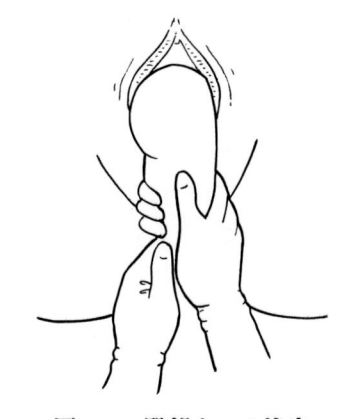

図110　殿部までの娩出

第18章 産科手術

　前在足が完全に腟外に現れたならば，殿部は恥骨弓下に娩出する．
　前在殿部娩出後，児の大腿を前上方に挙上すると，後在殿部は会陰を滑脱し娩出してくる．後在殿部が娩出困難な場合には，示指を鉤状に胎児の鼠径部にかけて後下方に牽引し，続いて前上方に牽引して娩出させる．

仙骨後面 ← 拇指
恥骨結合 ← 示指
大腿 ← ほか3指

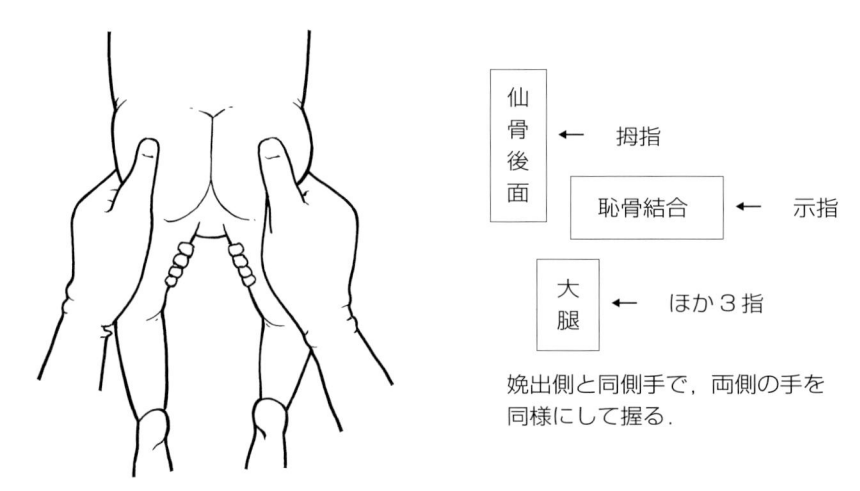

娩出側と同側手で，両側の手を同様にして握る．

図111　躯幹の娩出

　娩出側と同側の術者の手で，拇指：児仙骨部，示指：恥骨結合にあて，ほかの3指は大腿を握り，後下方に牽引する．臍部が娩出したら臍帯をゆるめ，肩甲骨下端まで娩出させる．
　★ 術者の手を腸骨，大腿骨以上に進めてはならない．児の躯幹をつかむと内臓破裂をきたす恐れがある．

2）肩甲上肢の解出術
(1) 古典的上肢解出術
　人為的操作が比較的自由のきく，仙骨腔内を有利に利用する方法で，上肢が挙上した場合には本法が最後の手段となる．

　後在上肢より解出する．解出しようとする上肢とは反対の手で児の下肢を把握する．把握は示指または中指を両足間に挿入してほかの4指とともに握り，対側の母体鼠径部の方向に思い切り強く挙回し，母体の腹面に接近する（**図112**）．

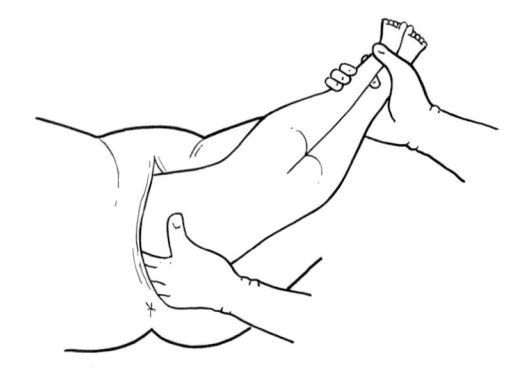

図112　古典的上肢解出術

4．骨盤位牽引術

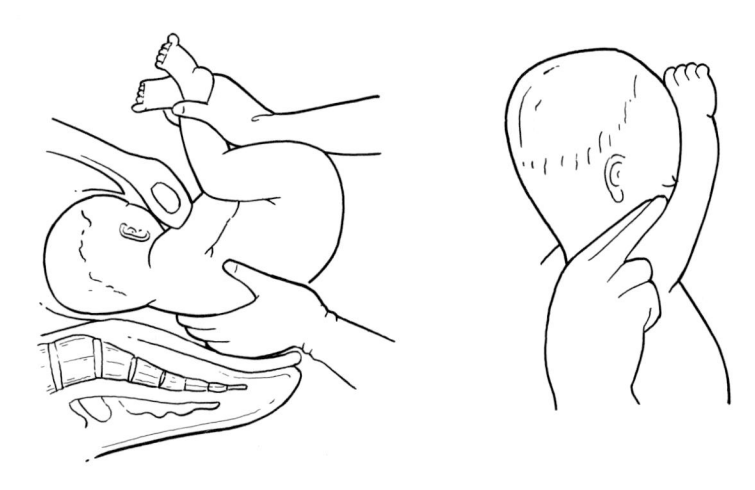

図 113　古典的上肢解出術（2）

　内診指にて児の前腕で，顔を拭くように誘導する（図113右）．
　内診指を児背側より腟内に挿入し，上腕に沿って肘関節より前腕に進め，前腕を示中指にて軽くつかみ，前腕が児の顔面と胸壁をなで拭うように迂回牽引すると後在上肢は会陰より滑脱する．
　その後，児体幹を後下方に牽引すれば前在肩甲は上肢とともに解出する．解出困難な場合，前在肩甲が後方に向かうように児体を180度回転させて，前在上肢を後方に移動させて後在とし同様の操作にて上肢を解出させる．

★ 肩甲骨下端までの下降が不十分で，上肢がなお高在の場合では，操作が困難で，強行すれば骨折の恐れがある．肩甲骨下端が十分娩出するまで，この操作を行わない方がよい．

（2）Deventer–Müller 法（図114）

　躯幹の娩出に引き続き，躯幹横径を母体骨盤の縦径に一致させ，後下方に強く牽引すると，前在肩甲は母の恥骨結合下に現れ，多くは上肢もこれに続き娩出する．

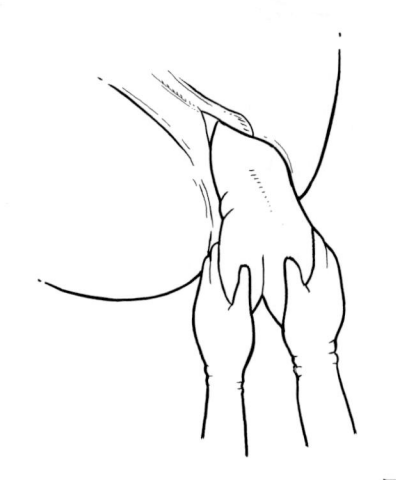

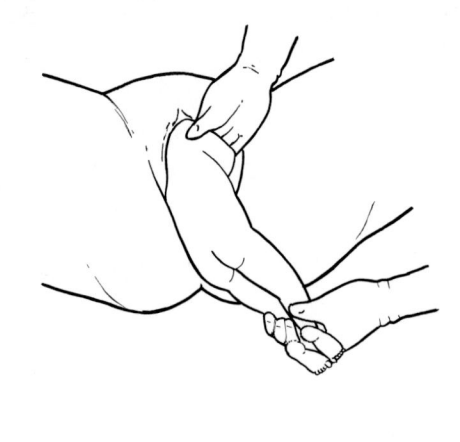

図 114　Müller 法

第18章 産科手術

(3) 横8字型牽引術（竹岡法）

娩出した殿部を把握して，縦軸回旋の牽引と前後側方への捻転操作を加え，両肩甲骨，両上肢を娩出させる方法である．

拇指：仙骨後面
示指：腸骨櫛縁
他指：大腿部
にて殿部を把握（**図115上**）

児背が常に前方または前側方に向くように保持し，後側下方へは比較的早く，前側方へはゆっくりと捻転，牽引，振揺の3つの操作を協調させて行う（**図115下**）．

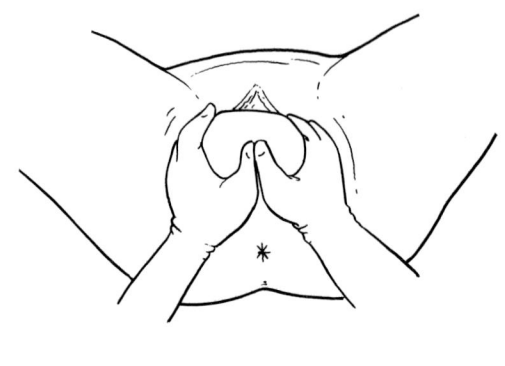

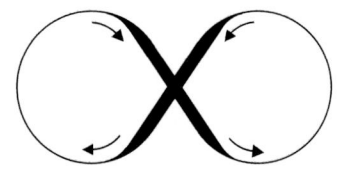

図115 横8字型牽引術

3）後続児頭牽引術（Veit‐Smellie法）

内診側の前腕屈側の上に児体を乗せ児を安定した姿勢にとらせる（**図116**）．

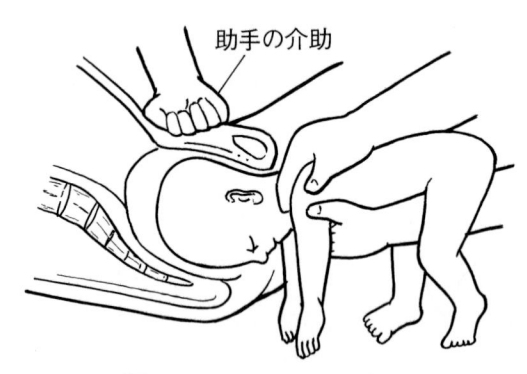

図116 Veit‐Smellie法（1）

4. 骨盤位牽引術

【内　診　指】

示指：児の口腔内に挿入

拇指
中指 ＞ 下顎縁にかける

児の頤部を胸壁に固定させ，屈曲胎勢をとらせ，小斜径周囲で骨盤腔を通過させる（図117）．

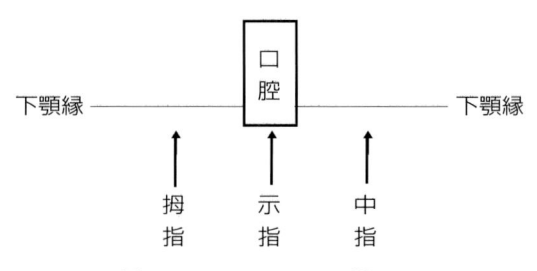

```
              ┌──┐
              │口│
              │腔│
 下顎縁 ──────┤  ├────── 下顎縁
              └──┘
                ↑  ↑  ↑
               拇  示  中
               指  指  指
```

図117　Veit‑Smellie 法（2）

【外 側 手 指】

示指と中指をV字型に開いて，児背から項部を挟むように左右の肩に掛け，他指は手掌とともに上体を把握する（図118）．

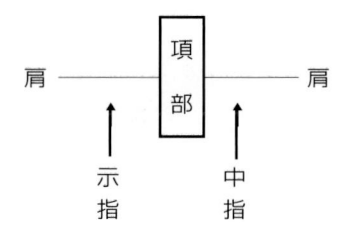

```
              ┌──┐
              │項│
              │部│
 肩  ─────────┤  ├───────── 肩
              └──┘
                 ↑    ↑
                 示   中
                 指   指
```

図118　Veit‑Smellie 法（3）

内外手を相呼応させて後下方に強く牽引する．児の項部が恥骨弓下に現れたら，後下方への牽引を止め，児体を前上方に向かって回転すれば，児頭は横軸回旋して頤部，顔面，頭部の順に会陰を滑脱して娩出する．

★ 助手に母体の恥骨結合のすぐ上の腹壁より，手掌で児頭を骨盤腔内に圧入させるよう介助を受けると，牽引力が軽減されて児への障害もより少なくなる．

索引

■欧文索引■

A	acceleration　55	K	Klumpke 型麻痺　45
	AFI (amuniotic fluid index)　93	L	late deceleration　56
	Alexandria 単位　21		Light for date　97
	asymmetrical IUGR　98		LTV (long term variability)　54
	Avarenz 波　16	M	Martius 法　9
B	Bishop score　50		Montevideo 単位　21
	BPS (biophysical profile score)　96	N	NST (non stress test) による診断と処置　95
	BPS の評価と管理方針　96		
	bradycardia　61	P	Page の分類　72
	Brax - Hicks 波　16		PIC　85
C	Cardiotocography　53		Pllanimeter 単位　21
	CPD　10		pulsatility index　97
D	D ダイマー　85	R	renin - angiotensin - aldosteron　66
	deceleration　55		resistance index　97
	Delee station　50	S	Seitz 法　11
	Deventer - Müller 法　107		serine protease inhibitor　91
E	early deceleration　55		SFMC　85
	Erb 型麻痺　45		sinusoidal pattern　60
F	FDP　84		small for date　98
	fibrinogen　82		STV (short term variability)　54
	fibrinogen より fibrin 形成　83		symmetrical IUGR　98
G	Guthmann 法　9	T	tachycardia　61
H	HELLP 症候群　75	V	valiability　54
	Hodge の平行面　9		valiability の起因と意義　54
I	IUGR (intra uterine growth restriction)　97		variable deceleration　57
			Veit - Smellie 法　108
J	Jaffe の分類　73	W	well being　95

■和文索引■

あ	アンギオテンシン　65		解剖学的内子宮口　12
	アンチトロンビン III　86		額位　35
い	一過性徐脈 (deceleration)　55		活性化部分トロンボプラスチン時間　82
	一過性頻脈 (acceleration)　55		顔面位　36, 37
	1 次繊維素溶解現象　84	き	吸引カップと耐牽引力　101
え	会陰切開　99		吸引カップの離脱　101
	会陰裂傷　100		吸引分娩　100
	エンドセリン　64		凝固因子　80
お	頤部後方顔位　37		狭骨盤　10
	頤部前方顔位　37		協調性陣痛　21
か	外因系凝固　81	け	頸管成熟度　14
	解剖学的真結合線　5		経腟分娩可能状態　52

索　引

こ
　血液凝固異常　64
　血小板　82
　岬角　3
　高在縦定位　40
　後頭頂骨進入　42
　後方後頭位　38, 39
　骨産道内位置表示法　51
　骨盤
　　―入口角　6
　　―入口進入機転　23
　　―入口部　3
　　―を形成する骨　2
　　―開角　6
　　―型の分類　7, 8
　　―闊部　3
　　―峡部　4
　　―傾斜角　6
　　―計測　9
　　―腔内前後径線　5
　　―軸　8
　　―底部筋肉　15
　　―出口部　4
　　―誘導線　8
　骨盤位
　　―と頭位分娩の相違点　44, 45
　　―の診断　44
　　―の成立　44
　　―分娩の児への影響　45
　　―分娩の取り扱い　45
　骨盤腔内の児頭位置　51
　古典的上肢解出術　106
　コプロポルフィリン　78

さ
　臍帯下垂, 脱出　45
　産科学的真結合線　5
　産科 DIC
　　―病態　87
　　―原因と基礎疾患　87
　　―のスコア　88
　　―の診断　88, 89
　　―の治療　89
　　―における凝固系の変動　90
　　―の治療薬の作用と用法　91

し
　子癇　66
　子癇症状, 痙攣発作　66
　子宮
　　―活動　21
　　―下部　12
　　―峡部　12
　　―筋の走行　17, 18

　　―収縮　19
　　―退縮　19
　　―破裂　103
　子宮下部横切開　102
　子宮体部縦切開　103
　子宮内胎児発育遅延（IUGR）　97
　軸進入　24, 25
　止血, 凝固系の検査　82
　児頭骨盤不均衡　10
　児頭諸径線　23
　児頭の名称　22
　収縮輪　13
　手術後の腹腔内癒着　103
　出血時間　82
　出生児胎児発育基準　98
　常位胎盤早期剥離
　　―診断　72
　　―治療　74
　　―病因　71
　　―病態　72
　小骨盤　2
　徐脈　61
　陣痛
　　―伝播　19
　　―と絨毛間腔の循環動態　21
　　―の持続時間　18
　　―の種類　16
　　―の捉え方　18
　　―の発来　18
　　―の機能　19
　　―発作と間歇　16

せ
　正弦波様波型　60
　正軸進入　25
　正中会陰切開　99
　正中側会陰切開　99
　遷延分娩　52
　前頭位　34
　前頭頂骨進入　42

そ
　早発性一過性徐脈　55
　側会陰切開　99
　組織学的内子宮口　12
　組織トロンボポラスチン　87

た
　胎位　22
　胎向　22
　胎児カウント法　96
　胎児心拍数
　　――過性変動　53
　　―基線（heart rate baseline）　53
　　―基線変動（valiability）　53

　　　　－制御機構　61
　　胎勢　22
　　胎盤形成異常　65
　　大骨盤　2
　　第1回旋　24
　　第3回旋　27
　　第3回旋の起因　27
　　第2回旋　26, 27
　　第2回旋の起因　26, 28
　　第4回旋　28
ち　遅発一過性徐脈　56
　　超音波ドップラー血流波形　97
　　腸骨無名（分境，弓状）線　2
つ　通過管　13
て　帝王切開　102
　　帝王切開後の次回分娩　103
　　帝王切開の名称由来　104
　　低在横定位　41
と　頭頂位　33
　　頭皮の解剖所見　101
　　トロンビン　82, 83
な　内因系凝固　82
に　2次繊維素溶解現象　84, 85
　　妊娠高血圧症候群　62
　　　　－ターミネーション基準　70
　　　　－治療　68
　　　　－病因　64
　　　　－病型分類　62
は　パルトグラム　47
　　反屈位の成立　31
　　反屈位分娩　30
ひ　頻脈　61
ふ　不正軸進入　25

　　プラスミン　84
　　プラスミンインヒビター　85
　　フリードマン曲線　47
　　プロスタサイクリン　65
　　プロテインC　86
　　プロトロンビン時間　82
　　分娩経過表　49
　　分娩麻痺　31
　　分娩様式による児頭の変形　29
へ　HELLP症候群　75
　　　　－検査所見　75
　　　　－症状　75
　　　　－治療　76
　　　　－病態　75
　　ヘパリン　86, 89
　　ペースメーカー　18
　　変動一過性徐脈　57
ほ　帽状腱膜下出血　101
よ　羊水
　　　　－過少　94
　　　　－過多　94
　　　　－ポケット法　93
　　　　－量の測定　93
　　羊水栓塞症　77
　　　　－原因　77
　　　　－症状，経過　77
　　　　－診断　78
　　　　－治療　78
　　　　－病態　77
　　　　－頻度　77
　　　　－予後　78
　　横8字型牽引術　108

《著者略歴》
しみず たもつ
清 水 保

1960年　京都大学医学部　卒業
1961年　京都大学大学院（医学部婦人科学産科学講座　入局）
1965年　国立姫路病院　産婦人科
1967年　国保高島病院　産婦人科　医長
1968年　市立長浜病院　産婦人科　医長
1970年　国立京都病院　産婦人科
1977年　国立大阪病院　産婦人科　部長
1989年　国立京都病院　産婦人科　部長
2000年　　　同上　定年退職

よくわかる
分娩とその管理 改訂第2版　　ISBN978-4-8159-1833-0　C3047

平成17年1月10日　第1版発行
平成21年4月20日　第2版発行

著　者 ── 清　水　　　保
発行者 ── 松　浦　三　男
印刷所 ── やまかつ株式会社
発行所 ── 株式会社　永　井　書　店

〒553-0003　大阪市福島区福島8丁目21番15号
電話 06(6452)1881(代表)／ファクス 06(6452)1882

東京店
〒101-0062　東京都千代田区神田駿河台2-10-6
電話 03(3291)9717(代表)／ファクス 03(3291)9710

Printed in Japan　　　　　　©SHIMIZU Tamotsu, 2009

・本書の複製権・翻訳権・上映権・譲渡権・公衆送信権（送信可能化権を含む）は，株式会社永井書店が保有します．
・ JCLS ＜(株)日本著作出版権管理システム委託出版物＞
本書の無断複写は著作権法上での例外を除き禁じられています．複写される場合には，その都度事前に(株)日本著作出版権管理システム（電話 03-3817-5670，FAX03-3815-8199）の許諾を得て下さい．